MON CAHIER SANS GLUTEN

— VÉRONIQUE LIÉGEOIS —

ILLUSTRATIONS
COUVERTURE : ISABELLE MAROGER
INTÉRIEUR : MADEMOISELLE ÈVE

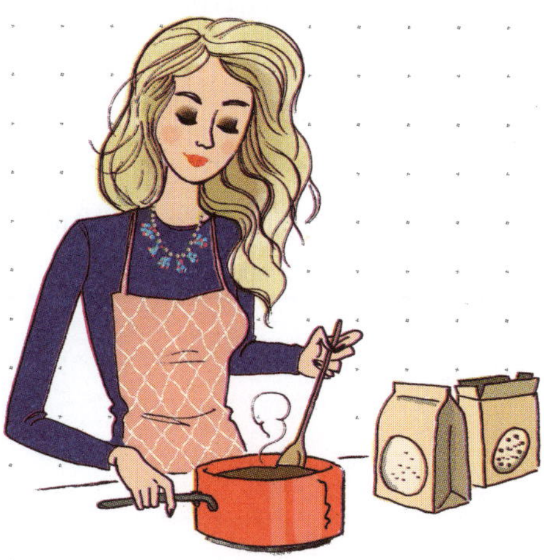

SOLAR EDITIONS

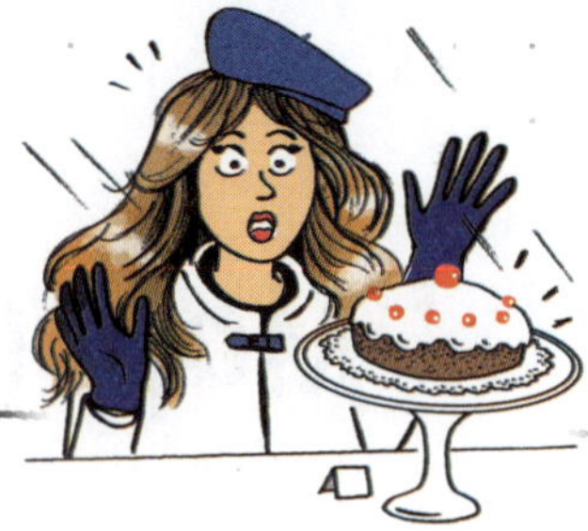

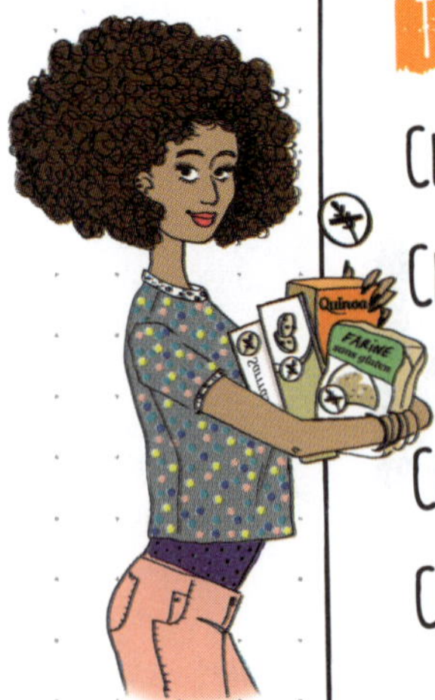

Quinoa
FARINE

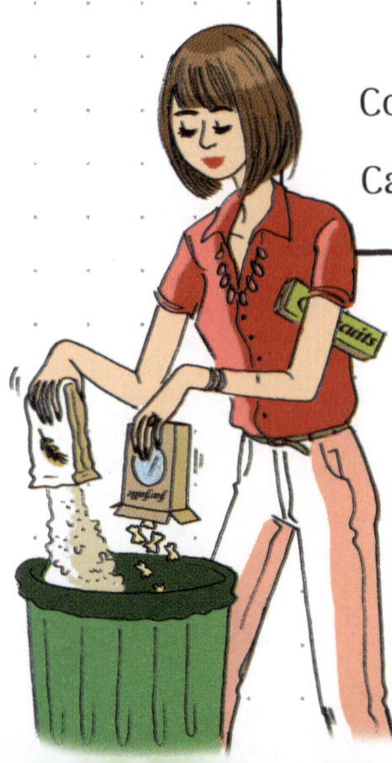

INTRODUCTION

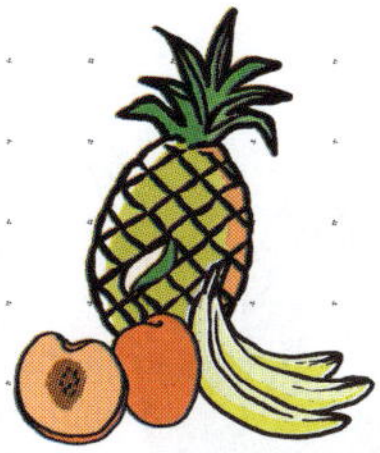

Les produits « sans gluten » envahissent les rayons des supermarchés et les cartes des restaurants proposent de plus en plus de plats « gluten free »… Comment résister à cette mode que suivent aussi les *people* les plus branchés ?

Il ne s'agit pas uniquement d'un phénomène marketing : de nombreuses personnes souffrant de maux divers ont en effet résolu leur problème en éliminant le gluten de leur alimentation. Troubles digestifs (ballonnements, lourdeur…), fatigue chronique, rétention d'eau, anémie, acné, allergies… peuvent être améliorés avec une réduction ou une éviction complète du gluten. Cette « mode » alimentaire a été initiée par des personnes dont l'expérience personnelle a montré l'efficacité de ce régime.

Contenu dans le blé, le seigle, l'avoine et l'orge, le gluten est une substance que nous consommons en quantité beaucoup plus importante qu'au siècle dernier. Les blés ont en effet été sélectionnés selon leur teneur en gluten, une protéine très utile aux industriels car elle permet d'obtenir du pain bien alvéolé, ou des pâtes qui se tiennent mieux à la cuisson. Cette substance, naturelle et *a priori* sans danger pour la santé, est cependant mal tolérée par certains d'entre nous. On sait également que sa surconsommation, surtout en période de stress, peut favoriser des réactions excessives de l'organisme : digestion très perturbée, apparition de douleurs et d'une fatigue inexpliquées…

Le phénomène n'est pourtant pas si nouveau. Dès les années 1980, la diminution du gluten était proposée par certains médecins et naturopathes afin de réduire l'état d'inflammation que l'on rencontre dans certaines pathologies chroniques (maladies articulaires) ou psychiatriques (autisme, hyperactivité…). Les liens entre cette molécule et l'apparition des symptômes ne sont toujours pas clairement établis, mais il est indéniable que le régime sans gluten permet d'améliorer l'état de santé de certains patients.

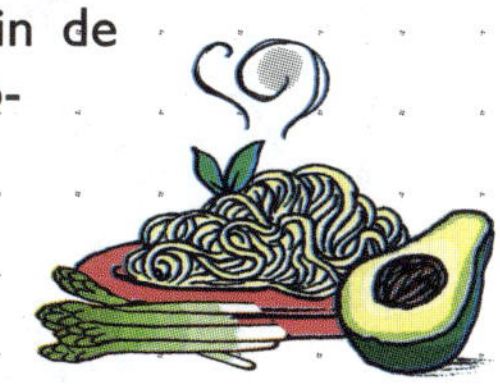

Comment bien profiter d'un régime sans gluten ?

Quelles que soient vos motivations à changer d'alimentation, il ne s'agit pas de vous priver et de vivre dans la frustration, faites-le dans la joie et la bonne humeur !

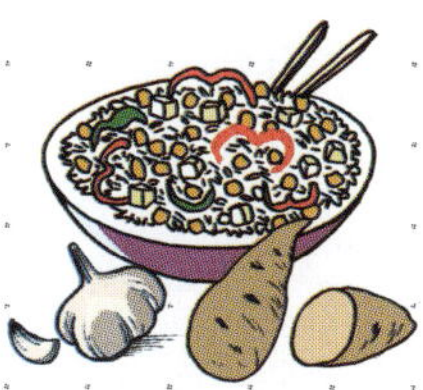

L'alimentation sans gluten va vous permettre de :

- Diversifier votre consommation de féculents. Quinoa, sarrasin, kasha (graines de sarrasin grillées), polenta, millet, lentilles, flageolets, haricots rouges et patate douce vont remplacer les classiques lasagnes et pâtes à la carbonara.
- Consommer davantage de légumes. Ils ne contiennent pas de gluten et sont hyper pratiques pour réaliser les woks de nouilles de riz et légumes sautés, les salades composées, les soupes, les plats mijotés maison (poulet basquaise)…

- Réduire votre consommation d'aliments industriels. Fini, les brioches et autres viennoiseries, les biscuits sucrés et apéro, et les sauces industrielles ! Vous les remplacerez par des préparations maison, plus saines, moins sucrées et contenant des huiles végétales de bonne qualité.

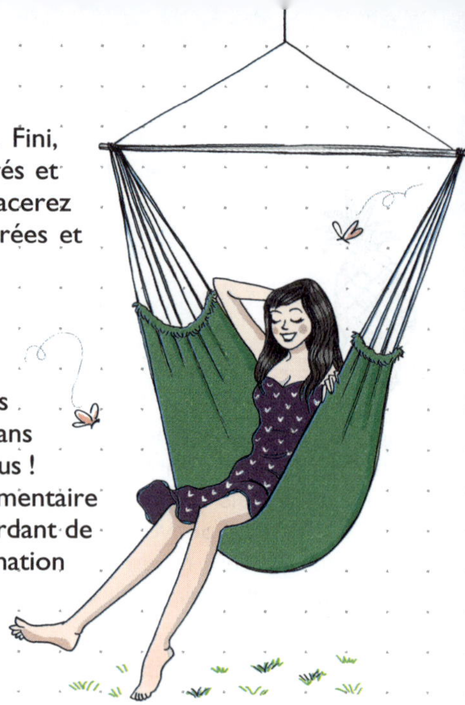

Attention, ce n'est pas magique !

Le régime sans gluten peut vous faire perdre du poids (ou en prendre, si vous être trop mince), il va aussi sans doute améliorer votre digestion, et vous redonner du tonus ! Mais, bien sûr, il n'y a ici aucune magie : l'équilibre alimentaire reste primordial, et si vous éliminez le gluten tout en gardant de mauvaises habitudes (repas sauté, grignotage, consommation de produits trop gras et sucrés…), l'élimination du gluten n'aura aucune répercussion sur votre bien-être, bien au contraire… À bon entendeur !

Le sans gluten : pour toujours et pour tout le monde ?

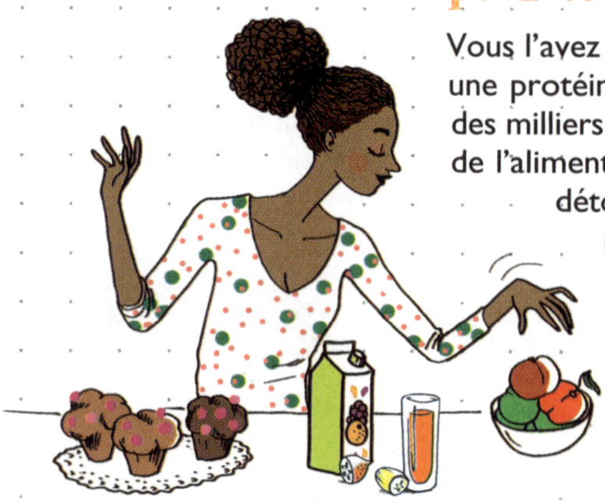

Vous l'avez compris, il ne s'agit pas de diaboliser le gluten, qui est une protéine végétale naturelle que l'homme consomme depuis des milliers d'années. Mais il est utile de l'éliminer ponctuellement de l'alimentation lorsqu'on se sent fatigué, pendant une période détox ou parce que l'on souffre de petits maux dont on ne parvient pas à se débarrasser…

Vous allez donc apprendre à réintégrer le gluten à petite dose dans votre alimentation dès que vous vous sentirez mieux, pour diversifier vos menus et ne pas vous enfermer dans un régime inutile sur la durée (sauf, bien sûr, si vous êtes réellement intolérante, rendez-vous p. 9).

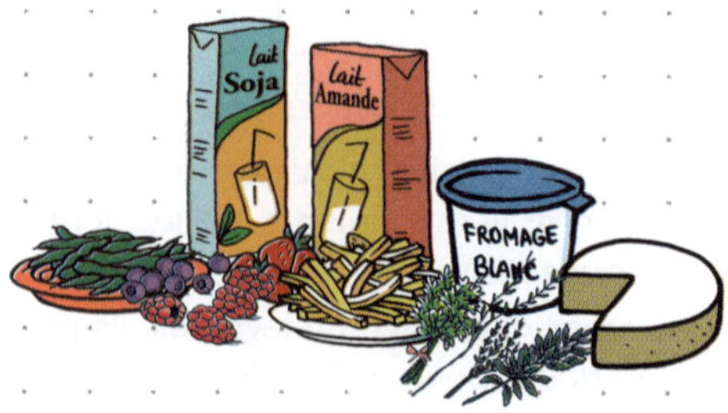

TEST

AI-JE BESOIN D'UNE ALIMENTATION SANS GLUTEN ?

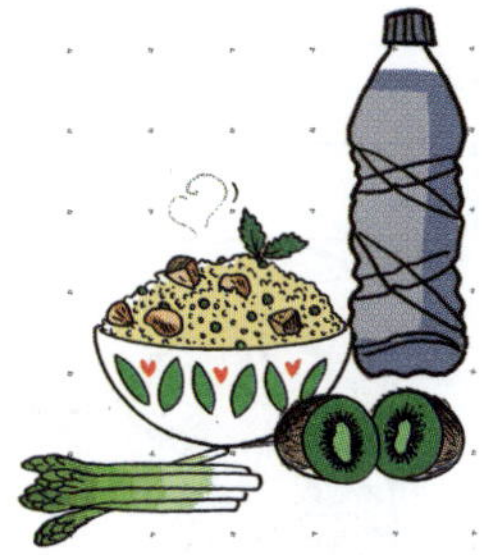

Vous avez décidé de vous lancer dans un régime sans gluten ? Faites votre bilan « gluten » en répondant spontanément aux questions du test ci-dessous…

Côté tonus…

△ Je manque de peps, même en rentrant de vacances.

□ Je suis plutôt en forme, mais j'ai une baisse de vitalité aux changements de saison.

○ J'ai des coups de fatigue, surtout après les repas.

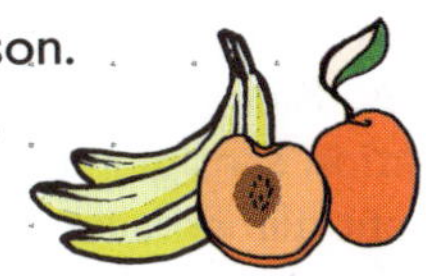

Ma digestion est…

○ Très variable en fonction de ce que je mange.

□ Sans problème, mais je fais souvent des excès alimentaires.

△ Épuisante. Je me sens toujours lourde et ballonnée après les repas !

Avoir le ventre plat…

□ C'est sans souci pour moi, à condition de ne pas faire d'excès alimentaires.

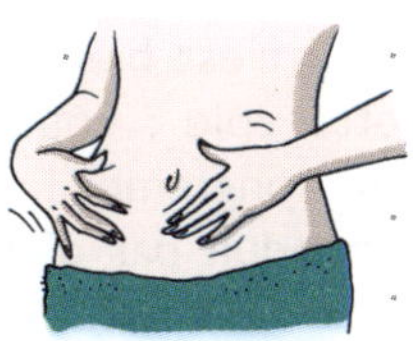

○ Ça va, ça vient… Car je suis souvent gonflée lorsque je suis stressée !

△ C'est un doux rêve… Je suis ballonnée et j'ai souvent des douleurs au niveau du ventre.

Mes dîners préférés…

△ Des plats simples et faits maison, sinon, je ne digère pas bien !

□ Hamburger-frites et pizza party !

○ Japonais et coréen.

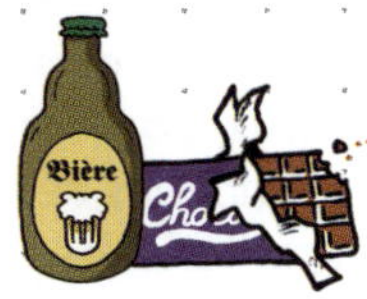

Ma santé en général…

□ Je ne m'écoute pas trop, mais je suis en forme.

○ À part une légère anémie, tout va bien !

△ J'ai toujours un truc qui ne va pas…

Rétention et cellulite ?

○ J'ai tendance à faire de la rétention d'eau.

△ J'ai l'impression d'avoir les tissus complètement gorgés d'eau.

□ Aucun souci de ce côté-là !

Le sport et moi…

□ J'en fais rarement, j'avoue !

△ C'est pas pour moi : dès que je bouge, j'ai mal partout !

○ Je me sens limitée, car je suis vite essoufflée.

Mes cheveux…

△ Ils sont ternes et j'ai tendance à les perdre.

○ J'en perds par période, lorsque je suis stressée ou fatiguée.

□ Ils sont plutôt cassants.

FAITES LES COMPTES !

□	○	△

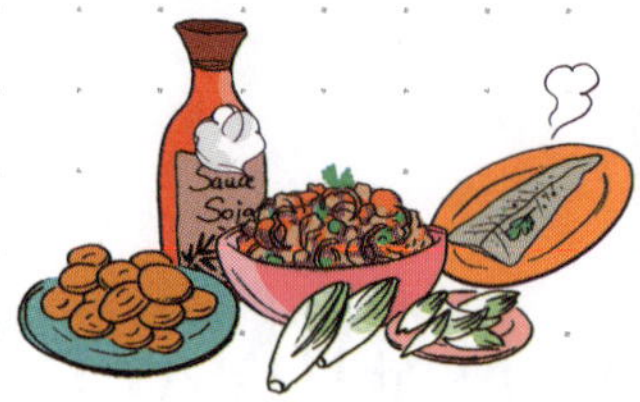

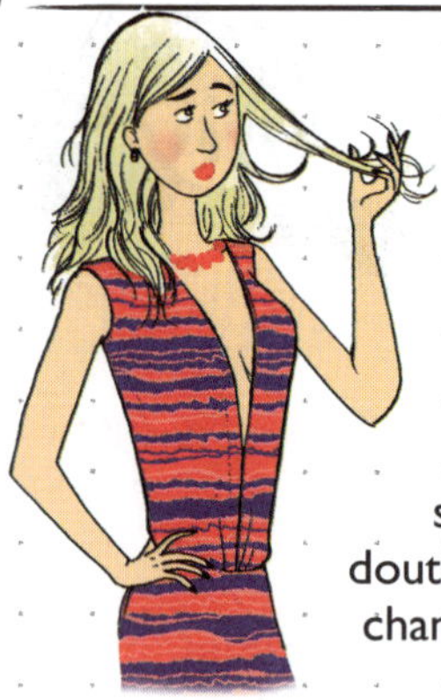

Vous avez obtenu une majorité de □ :

Vous êtes plutôt en forme, mais votre corps vous donne de temps en temps des signaux d'alarme...

Petits ballonnements, cheveux ternes, légère fatigue, vous connaissez ! Vous n'avez sans doute pas besoin de faire un régime sans gluten très strict, mais une période détox (sans gluten et sans lait) vous fera sans doute le plus grand bien ! À renouveler après les périodes d'excès et aux changements de saison (surtout printemps et automne).

Vous avez obtenu une majorité de ○ : *Vous êtes entre deux eaux...*

Vous n'êtes sans doute pas réellement intolérante au gluten, car les petits maux dont vous souffrez ne sont pas spécifiques. Rien ne vous empêche néanmoins de tester sur 4 semaines une alimentation sans gluten, pour en apprécier les bénéfices. Considérez ce changement alimentaire comme une cure propice au renouvellement et à la découverte, ce qui ne signifie pas qu'il vous faut conserver ce régime à vie !

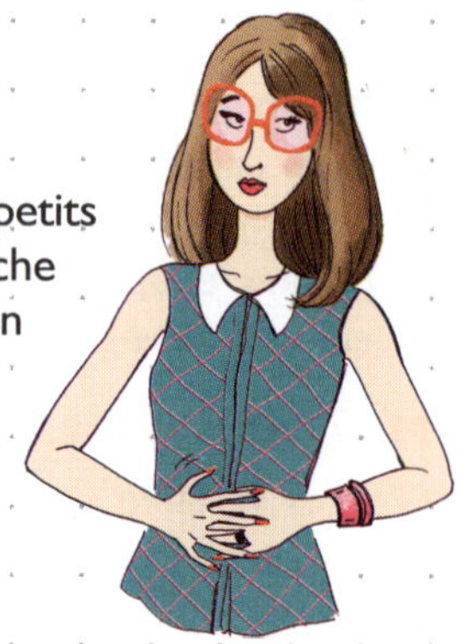

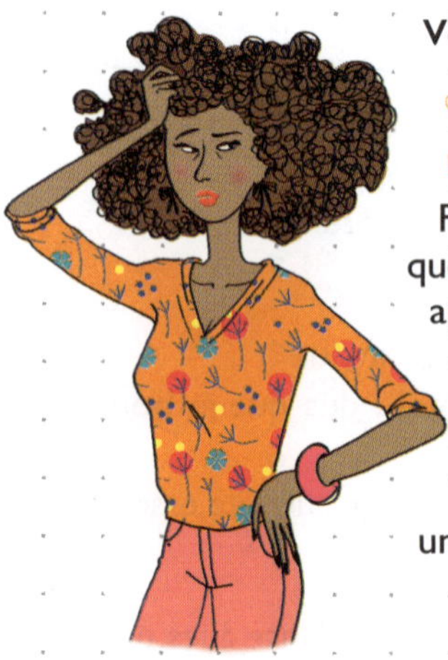

Vous avez obtenu une majorité de △ :

Mettez-vous au régime sans gluten, votre corps vous remerciera !

Fatigue chronique, douleurs et troubles digestifs, tous ces maux que vous connaissez bien pourront disparaître en quelques semaines après l'éviction du gluten. Si c'est bien le cas, il vous est conseillé de poursuivre dans cette voie : vous retrouverez votre tonus au fil des mois et pour longtemps ! Si, à l'inverse, une alimentation sans gluten ne produit pas d'effet majeur sur vous après 6 semaines, il serait inutile de persévérer. Vos petits maux ont une autre cause...

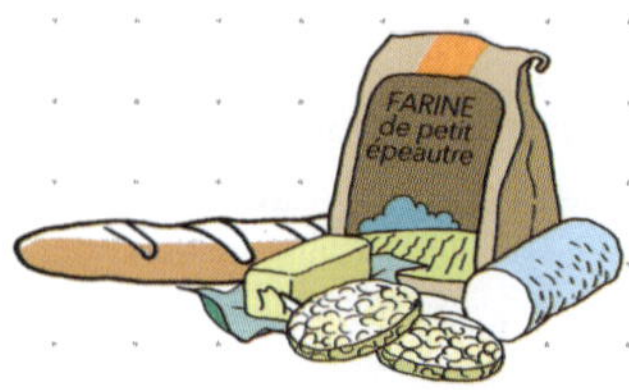

CHAPITRE 1

POURQUOI MANGER SANS GLUTEN ?

Manger sans gluten, c'est tendance, mais c'est également utile à votre santé ! Fatigue, anémie, douleurs inexpliquées ou ballonnements dont on ne vient jamais à bout… ces symptômes peuvent être améliorés en mangeant sans gluten ! Simplement parce que le gluten, que nous consommons en quantité beaucoup plus importante qu'autrefois, peut entraîner des réactions variées dans le corps, pour peu que l'on soit sensible à cette substance. Cette sensibilité peut varier au fil des années : comme une allergie, **l'intolérance au gluten** peut apparaître à n'importe quel âge. Les situations de stress ou de surmenage favorisent l'apparition d'une **hypersensibilité** au gluten et, dans ce cas, cet état est souvent passager.
Le fait de réduire votre consommation de gluten – ou de ne plus en consommer du tout, si vous êtes réellement intolérante – va vous permettre d'améliorer vos capacités digestives et de retrouver votre tonus en quelques semaines ! Sachez aussi que, quelle que soit votre motivation, il n'y a aucun risque à tester le régime sans gluten, car il n'est pas dangereux pour la santé.

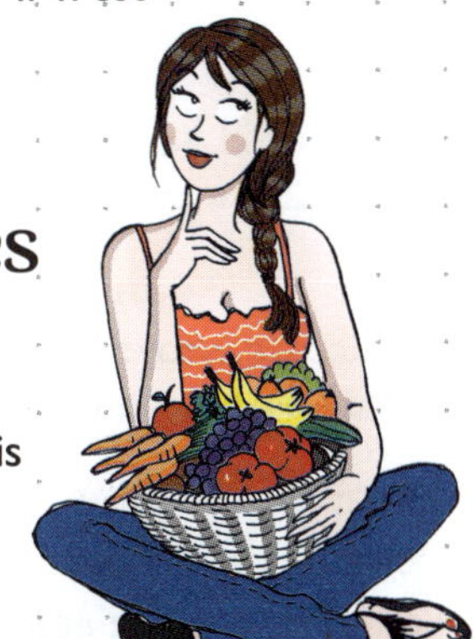

Je peux améliorer mes petits problèmes de santé !

Vous souffrez constamment de petits maux, pas forcément graves, mais gênants, à la longue ? Éliminer le gluten de votre alimentation peut sans doute en régler définitivement certains, notamment si vous remarquez les désagréments suivants :

- Je suis épuisée, sans véritable raison, et même en vacances.
- J'ai parfois des ballonnements et je ne repère pas vraiment les aliments qui en sont responsables.
- Je suis un peu anémiée, et je le reste… même en prenant des compléments de fer.
- J'ai mal partout, alors que tous mes examens sont normaux.

Gluten et diététique chinoise
En médecine chinoise, on pense que l'excès de gluten peut épuiser le système digestif (ou système lié à la rate), favorisant l'accumulation d'humidité et de mucosités dans le corps. Ces mucosités donneront des symptômes différents selon les personnes : problèmes digestifs (selles molles), pulmonaires (toux grasse,…), cutanés (acné) ou même gynécologiques (pertes vaginales). Solution ? Alterner les nouilles de blé avec du millet, du riz et du sarrasin qui sont sans gluten.

- Je me sens lourde, alors que mon poids est normal.
- Je fais de la rétention d'eau, je gonfle, je suis molle.
- J'ai des problèmes de peau, de l'acné, des plaques inexpliquées difficiles à soigner.
- Je suis constamment sujette aux rhumes ou aux sinusites.

Si, au final, personne ne trouve vraiment de traitement pour améliorer vos soucis, notre conseil : testez le régime sans gluten pendant 3 à 4 semaines, et évaluez de vous-même les changements (ou non).

La faute à qui ? Le gluten, le lactose ou les fibres ?

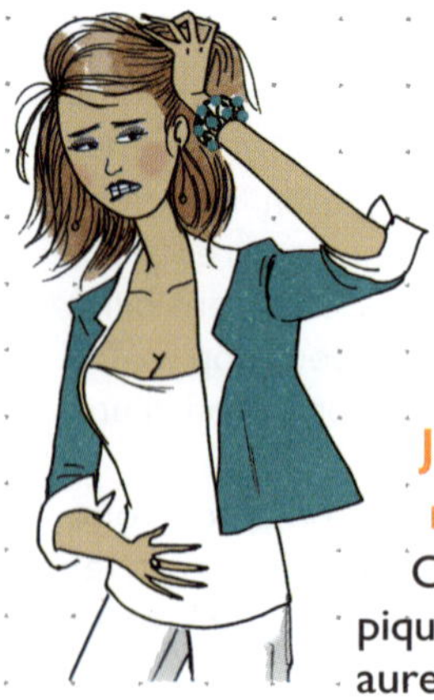

J'ai des ballonnements importants ou même de la diarrhée juste après avoir mangé un flan ou une glace…

En cause : le lactose ! Mal digéré, ce sucre présent dans le lait et tous les plats qui en contiennent provoque ballonnements, nausée et diarrhée dans l'heure qui suit son ingestion.

Je me sens fatiguée et parfois ballonnée, mais pas spécialement après le repas…

Cela peut être lié à la consommation de gluten, générant des signes atypiques, qui peuvent même passer inaperçus ou être très irréguliers… Vous aurez alors du mal à faire le lien précis avec un aliment.

Dès que je consomme des crudités, j'ai des problèmes digestifs…

En cause ici, les fibres et l'eau : les crudités irritent la muqueuse digestive et font gonfler le colon. C'est assez facile à repérer, surtout en été, lorsqu'on abuse des salades et des fruits.

Je ne mets jamais de lait dans mes céréales, sinon j'ai la nausée…

Le lactose provoque parfois uniquement de légères nausées, une impression de digestion lourde. Avant de l'accuser définitivement, testez un lait sans lactose pour voir la différence.

Après avoir mangé du pain aux graines, mon ventre double de volume…

Les graines, le son et les légumineuses passent mal ? C'est essentiellement dû à leur richesse en fibres. Optez pour un pain blanc ou semi-complet – sans graines –, plus digeste.

Je trouve que le riz, c'est léger, alors que les pâtes, ça me plombe !

Lorsque vous commencez à ne plus apprécier les pizza et pasta party, c'est votre corps qui vous parle ! Orientez-vous vers un régime sans gluten !

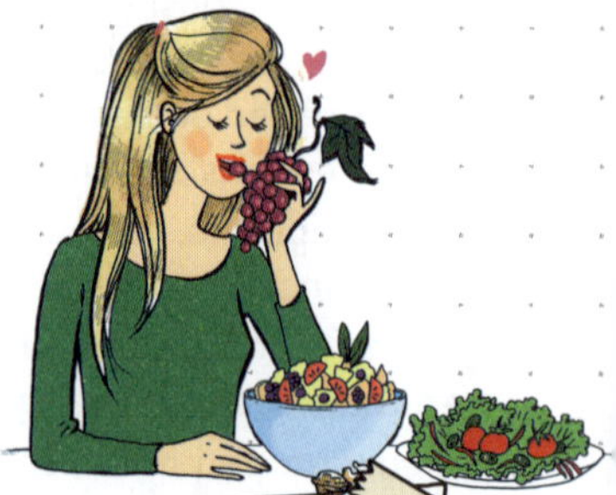

Vous pouvez cumuler des intolérances au gluten, au lactose et aux fibres, mais c'est en général transitoire.

J'arrête le gluten !

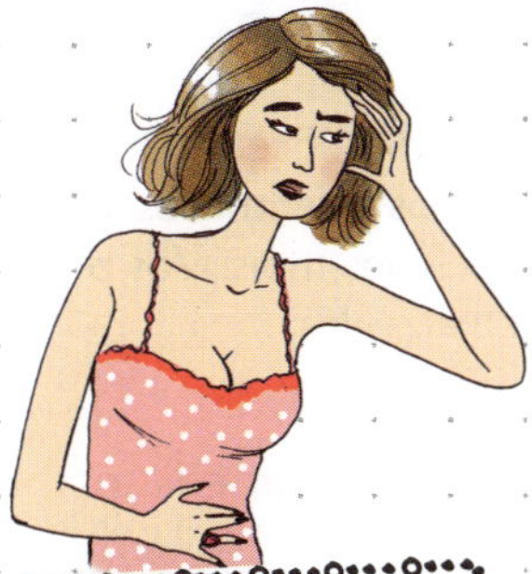

Repérez les symptômes

L'intolérance au gluten passe parfois totalement inaperçue pendant des années, car les signes peuvent être inexistants ou sans lien évident avec sa consommation.
En cas de fatigue chronique, troubles digestifs répétitifs, anémie inexpliquée…, insistez auprès de votre médecin pour qu'il vous prescrive un test sanguin !

Le stress : un déclencheur de l'hypersensibilité au gluten
La sensibilité latente au gluten peut se déclencher de façon soudaine et inattendue pendant une période de surmenage ou de grande fatigue (manque de sommeil, surcroît de travail). La perméabilité de l'intestin est modifiée sous l'effet des hormones du stress. Le gluten va alors passer dans la circulation et provoquer des interactions néfastes au niveau cérébral. Résultat : fatigue, manque de concentration, difficultés de mémorisation… Le régime sans gluten va améliorer les choses, mais il faut aussi changer son mode de vie !

Le diagnostic

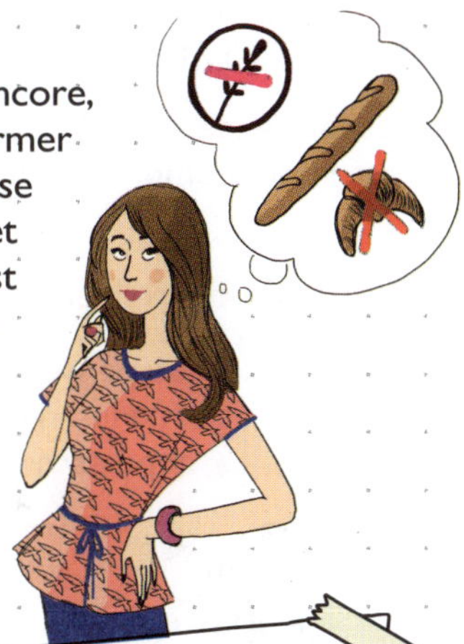

Le diagnostic de l'intolérance au gluten était, il y a quelques années encore, invasif et donc réservé à certains cas. On ne pouvait en effet affirmer l'intolérance qu'en prélevant et en analysant une fraction de muqueuse intestinale. Aujourd'hui, il existe un test sanguin efficace, qui permet de poser le diagnostic très simplement, en quelques jours. Ce test est fondé sur la mesure d'anticorps spécifiques, qui montrent que votre organisme réagit de façon inappropriée à cette molécule. Il est remboursé par l'Assurance maladie, sur prescription médicale.

Je m'y mets !

Je suis diagnostiquée « intolérante » au gluten

Situation : le diagnostic d'intolérance au gluten (ou maladie cœliaque) a été fait par votre médecin d'après une prise de sang ou un prélèvement de muqueuse intestinale.

Bon à savoir : si vous décidez vous-même d'éliminer totalement le gluten de votre alimentation, les tests sanguins ne pourront plus être réalisés. C'est en effet la consommation de gluten qui fait apparaître les marqueurs sanguins… Donc mieux vaut faire les choses dans le bon ordre : d'abord le test… ensuite le régime !

Comment exclure le gluten ? Rapidement, sérieusement et définitivement ! Le seul traitement est l'éviction complète et définitive du gluten, donc : aucun écart. La vigilance au quotidien devient indispensable ! Vous privilégiez les aliments portant le logo « épi de blé barré » ou la mention « sans gluten ».

Vos bénéfices santé : la guérison ! Votre muqueuse intestinale va cicatriser, et vos éventuelles carences – notamment en fer – vont disparaître en quelques mois. Vos problèmes digestifs et d'infertilité pourront également être réglés.

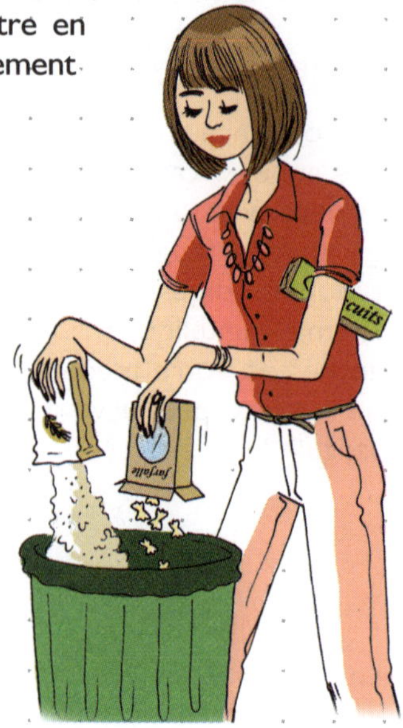

J'ai une hypersensibilité au gluten

Situation : vous pensez que réduire votre consommation de gluten peut améliorer vos petits soucis de santé (fatigue, problèmes digestifs…), surtout si ces troubles sont présents depuis plusieurs mois ou si vous traversez une période de grand stress.

Comment exclure le gluten ? À votre rythme, mais en allant à l'essentiel. Stoppez les aliments les plus riches en gluten (pain, pâtes, biscuits…), mais ne pinaillez pas sur les aliments qui en contiennent des traces (sauce soja, épices, farine de sarrasin…). Et en cas d'écart occasionnel, n'en faites pas un drame !

Vos bénéfices santé : votre poids se stabilise, votre fatigue s'estompe, comme vos problèmes cutanés ou articulaires…

Je choisis d'arrêter le gluten par choix, pour mon bien-être

Situation : vous pensez que votre alimentation est trop riche en gluten et vous souhaitez diversifier vos menus. Vous voulez aussi en profiter pour manger mieux et rééquilibrer vos apports nutritionnels.

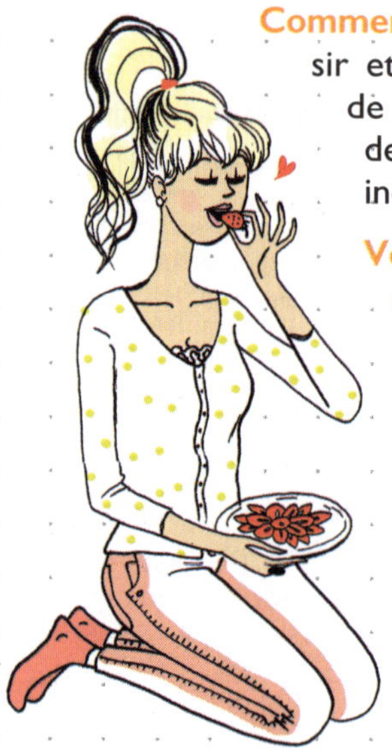

Comment exclure le gluten ? Comme vous voulez, en vous faisant plaisir et en étant curieuse ! Modifier votre alimentation est l'occasion de découvrir de nouveaux féculents (kasha, millet, igname…) et des céréales sans gluten (voir p. 44), d'acheter moins de produits industriels et de cuisiner plus sainement !

Vos bénéfices santé : transit équilibré, meilleur tonus, teint plus éclatant et, surtout, le plaisir de bien manger !

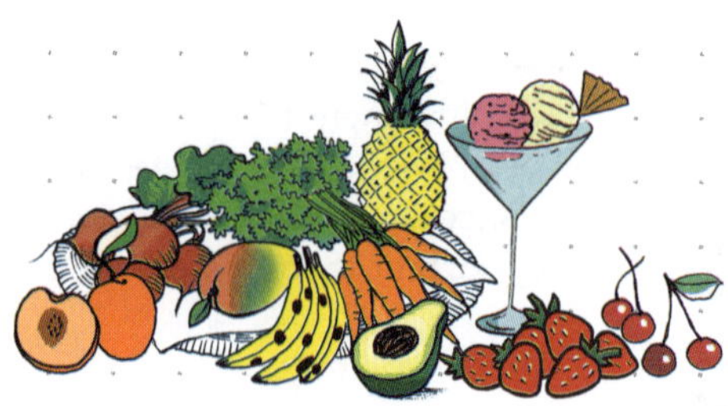

Le gluten : quèsaco ?

Le gluten est une substance composée d'un ensemble de protéines, que l'on trouve dans certaines céréales. La fraction allergisante, appelée « gliadine », est une partie du gluten, mais par habitude on parle d'intolérance « au gluten » et non à la gliadine.

À quoi ça ressemble ?

Faites une petite expérience pratique qui vous fera comprendre pourquoi le gluten est si utilisé dans l'industrie agroalimentaire. Récoltez quelques épis de blé encore verts (que vous trouverez par exemple dans un champ !). Il suffit de mâcher ces grains un petit moment… Une pâte élastique se forme alors. Un véritable chewing-gum !
Plus visuel et amusant : mélangez 100 g de farine et un peu d'eau pour former une pâte. Placez la pâte sous un filet d'eau et continuez à la travailler. En quelques minutes, elle devient compacte et élastique. L'amidon de la farine est parti, seul reste le gluten.
Cette fraction très élastique est un ingrédient parfait pour donner du moelleux aux gâteaux et au pain. Ce n'est pas un hasard si l'on utilise de la farine de blé pour réaliser le pain et les viennoiseries : on obtient une mie parfaitement alvéolée, des brioches aériennes, des biscuits qui croustillent mais ne s'émiettent pas… Tout cela, grâce au gluten !

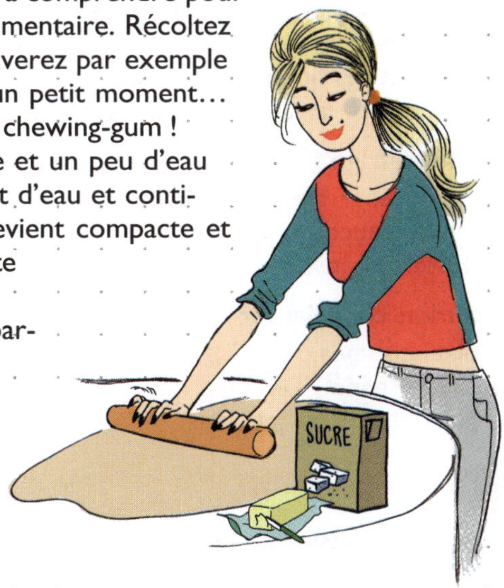

Où se trouve-t-il ?

Pour vous en rappeler, rien de plus simple : le gluten est présent dans un « SABO » : **Seigle, Avoine, Blé et Orge**… On y ajoute en plus **l'épeautre**, qui est apparenté aux blés anciens, et tous leurs dérivés (petit épeautre y compris, qui contient environ 7 % de gluten) ! Mais c'est aussi un additif très utilisé par les industriels : on en trouve donc un peu partout, y compris dans des aliments qui n'ont *a priori* aucune raison d'en contenir (épices, confiserie…). Les industriels ajoutent aussi du gluten dans certains aliments en poudre (sucre glace, levure, épices…) pour éviter qu'ils s'amalgament en bloc. Manger sans gluten devient donc aujourd'hui un casse-tête, car il se cache un peu partout !

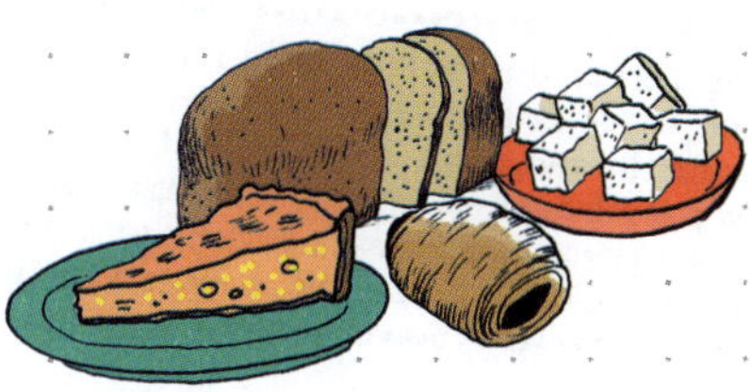

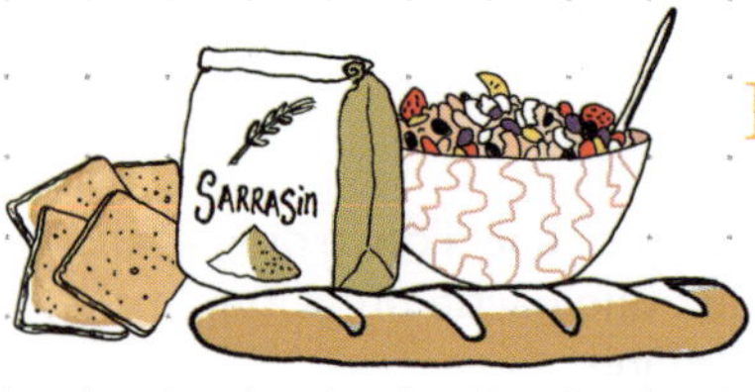

Et si je changeais de paysage culinaire ?

Faire le grand ménage dans sa cuisine, c'est une façon organisée et méthodique d'y voir plus clair et de repartir sur de bonnes bases… sans gluten !

Out ! Je supprime…

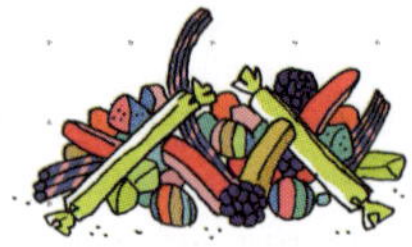

Dans mes placards

La farine, les pâtes, les céréales du petit déjeuner, les biscottes, les pains suédois, les viennoiseries, les biscuits apéro
Le müesli et les flocons d'avoine
La soupe miso, la sauce soja, la sauce teriyaki et autre saté

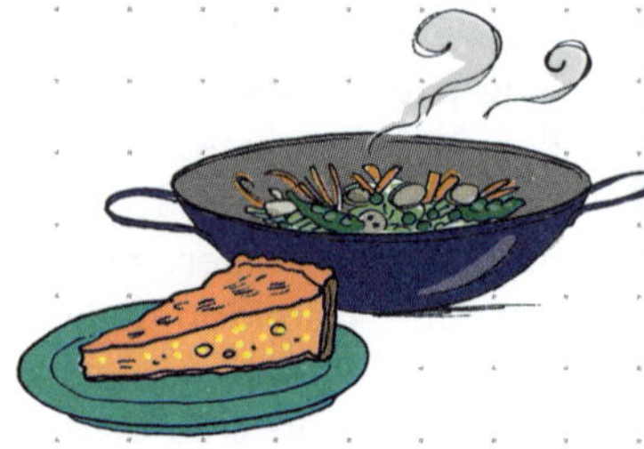

Dans mon frigo

Le houmous, le guacamole et le tarama
Toutes les sauces et les plats cuisinés du commerce
Les desserts pâtissiers (profiteroles, fondant au chocolat…)

Dans mon congélateur

Les plats cuisinés
Le poisson pané
Les plats chinois et japonais
Les quiches,
les pizzas et les feuilletés
Les croissants et les gâteaux surgelés

In ! Je garde…

Les aliments basiques au profil « *safe* »

Le riz, le quinoa, les pommes de terre, les lentilles et autres légumineuses
Les viandes et les poissons nature frais ou surgelés
Les œufs
Le lait, le beurre, la crème
Le sucre
L'huile
Les légumes et fruits frais
Les fruits à coque (noix, noisettes, cacahuètes…)
Le tofu, le lait de soja et autres laits végétaux (noisette, amande, riz)…
Les yaourts de lait de vache, de brebis, de chèvre et de soja, les fromages traditionnels
Le café, le thé, la tisane, la chicorée
La confiture, le miel
Les conserves au naturel (maïs, macédoine, thon, sardines…)

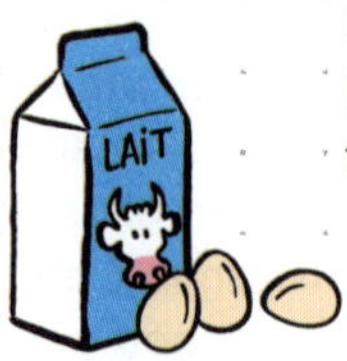

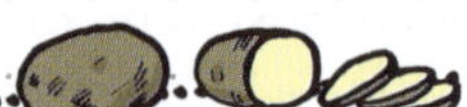

La pomme de terre, une valeur sûre ?

La pomme de terre, comme toutes racines et tous tubercules, ne contient pas de gluten, on peut la consommer les yeux fermés, à condition de la cuisiner soi-même. Cuite à la vapeur, sautée, en purée, frite ou cuite au four, elle remplace les pâtes de blé. Attention en revanche aux préparations du commerce : potatoes, gratin dauphinois, et même les frites peuvent contenir un ajout de farine de blé… Pensez à lire la liste des ingrédients !

Les aromates…

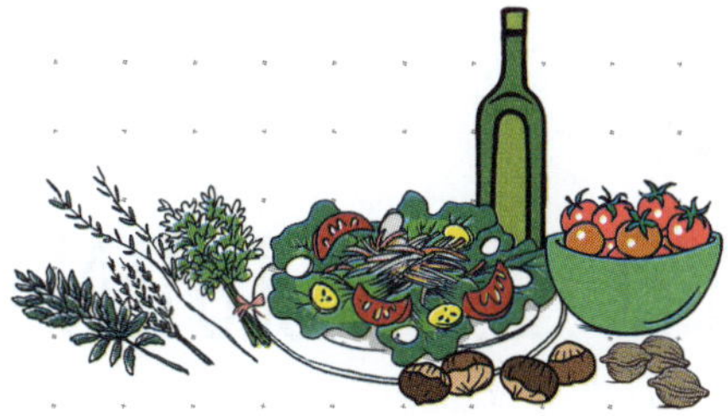

Sel et poivre ne posent aucun problème, tout comme les épices de base (dont il est préférable cependant de lire la liste des ingrédients) : piment, muscade, cannelle, gingembre… L'ail, l'oignon, l'échalote et toutes les herbes fraîches sont à utiliser sans limitation !

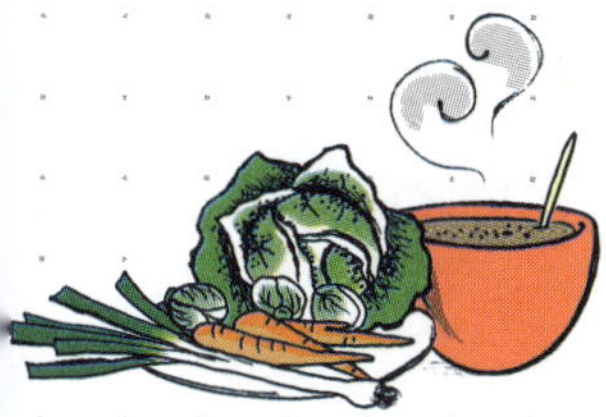

Je trie ! En fonction des ingrédients…

Je décide de garder ou non après lecture attentive des ingrédients

Les mélanges d'épices (mélange pour pain d'épices, mélange mexicain…)
Les bouillons (en poudre ou concentré) et le ketchup
Les soupes du commerce
Les crèmes desserts

Et côté boisson ?

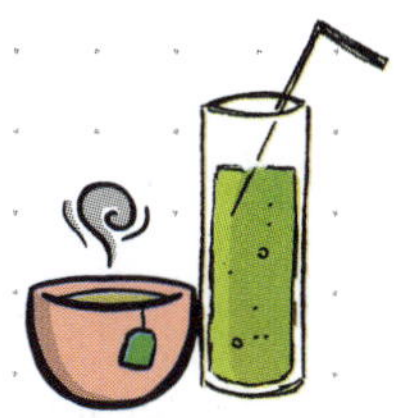

Il y a peu d'interdits, hormis certaines boissons fabriquées à partir de céréales : boissons maltées (certains chocolats en poudre) et substituts de café (comme le café d'orge et de froment). La chicorée en revanche ne contient pas de gluten.

Surveillez les milk-shakes et smoothies qui peuvent avoir été saupoudrés de céréales, de germes de blé, d'éclats de biscuits…

Thé, café et infusion ne contiennent jamais de gluten, tout comme le lait nature ou les jus de fruits.

Les sodas et le sirop ne contiennent pas de gluten, mais quitte à améliorer la qualité de votre alimentation, réduisez-les par la même occasion…

Je me réjouis du changement !

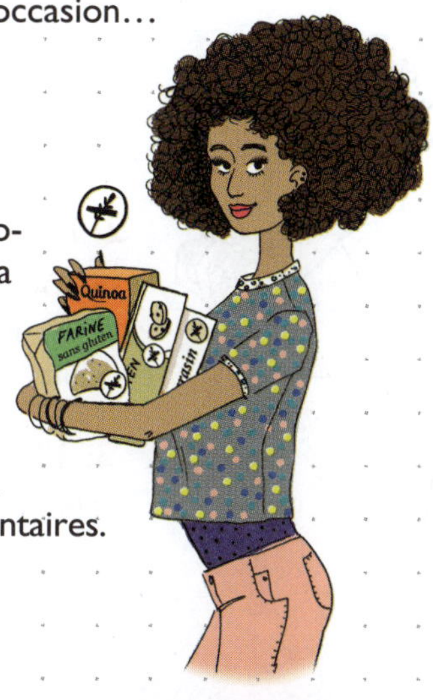

On trouve désormais dans le commerce de nombreux produits sans gluten, à prix relativement accessible et dont la saveur est optimisée. Pain, pâtes, biscuits, fond de tarte pour quiche et pizza, barres de céréales et plats cuisinés sont disponibles en supermarchés, et vous pourrez les servir sans problème à vos amis ou à votre famille. Le régime sans gluten n'est donc pas un régime restrictif, il s'agit plutôt d'un changement radical des habitudes alimentaires.

TEST

Y A-T-IL DU GLUTEN DANS CES ALIMENTS ?

1. Le beurre traditionnel .... ☐ Oui ☐ Non
2. Le beurre allégé ou la margarine enrichie en oméga-3 .... ☐ Oui ☐ Non
3. L'huile d'olive .... ☐ Oui ☐ Non
4. La farine de sarrasin .... ☐ Oui ☐ Non
5. La sauce de soja .... ☐ Oui ☐ Non
6. Le tofu .... ☐ Oui ☐ Non
7. Le seitan .... ☐ Oui ☐ Non
8. Le sucre de canne en morceaux .... ☐ Oui ☐ Non
9. Le sucre glace .... ☐ Oui ☐ Non
10. La fécule de maïs .... ☐ Oui ☐ Non
11. Le chocolat au lait .... ☐ Oui ☐ Non
12. La bière .... ☐ Oui ☐ Non

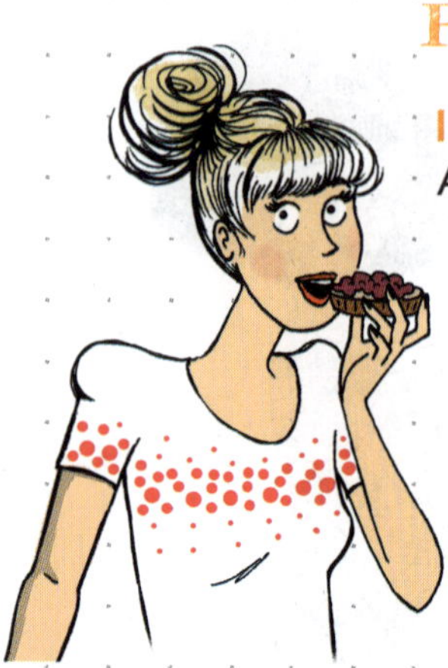

Réponses

1. Le beurre traditionnel

Aucun risque, il n'y en a jamais, qu'il soit doux ou demi-sel.

2. Le beurre allégé ou la margarine enrichie en oméga-3

Trace possible de gluten. Lisez la liste des ingrédients, car ces produits contiennent plusieurs additifs, donc cela reste à vérifier.

3. L'huile d'olive

Elle est 100 % sans gluten, comme toutes les huiles.

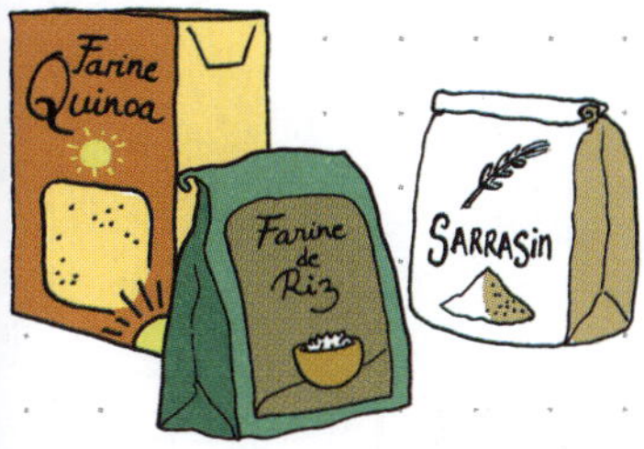

4. La farine de sarrasin

Possiblement. Le blé et le sarrasin se croisent souvent dans les camions, les usines, les moulins… Bref, le blé peut contaminer le sarrasin, qui risque alors de contenir des traces de gluten. Vous n'aurez aucun problème en revanche avec les produits au sarrasin estampillés du logo « épi de blé barré » : ils sont garantis sans gluten.

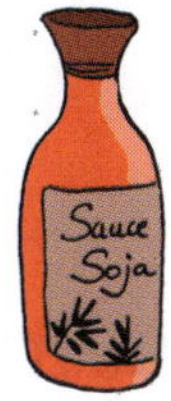

5. La sauce de soja

Elle est fabriquée avec du soja et du blé, elle en contient donc toujours ! Préférez le tamari, 100 % soja.

6. Le tofu

Il n'en contient jamais, à condition d'être vendu nature, non cuisiné.

7. Le seitan

Il est préparé à partir de protéines de blé, il s'agit donc de GLUTEN. À fuir d'urgence !

8. Le sucre de canne en morceaux

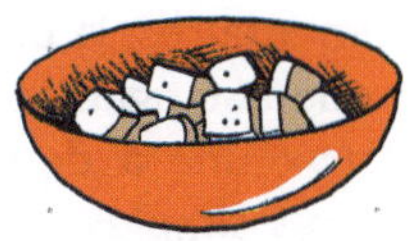

Il est 100 % sans gluten, comme le sucre de betterave, qu'il soit en poudre ou en morceaux.

9. Le sucre glace

Il en contient. Heureusement, c'est toujours indiqué dans la liste des ingrédients.

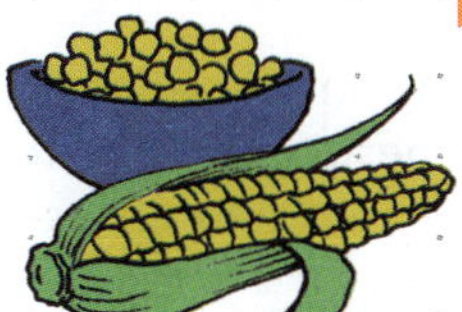

10. La fécule de maïs

Non, l'amidon de maïs ou Maïzena® (vendu le plus souvent sous cette marque) est un produit sûr, qui porte d'ailleurs la mention « sans gluten ». Mais attention à toutes les autres préparations de cette marque (pâte à choux, pâte à tarte…) qui en contiennent la plupart du temps.

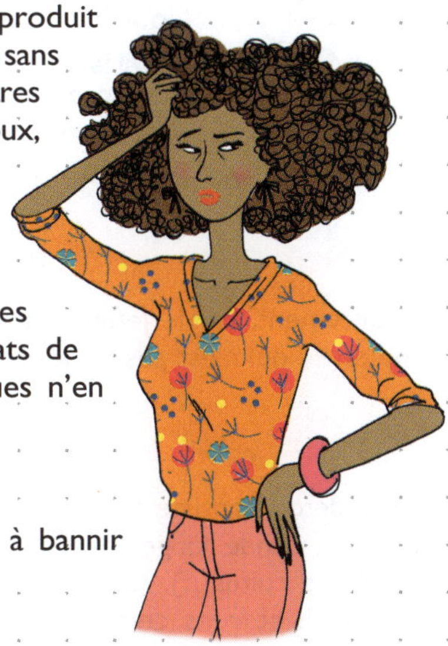

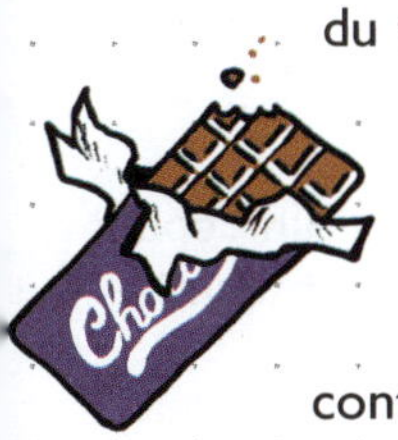

11. Le chocolat au lait

C'est possible ! Regardez attentivement les ingrédients et évitez les chocolats aux éclats de biscuits, au nougat… En général, les basiques n'en contiennent pas, mais cela reste à vérifier.

12. La bière

Oui, car elle est fabriquée à partir d'orge ! Elle est donc à bannir dans le cadre d'un régime sans gluten.

Chapitre 2

Ma détox express sans gluten ni lactose

Une détox, à quoi ça sert ?

Dans son fonctionnement naturel, l'organisme produit des toxines, déchets qu'il faut éliminer au fur et à mesure de leur production. Le corps est donc muni de systèmes d'épuration : le foie, les reins, les poumons et la peau sont là pour effectuer ces petits nettoyages quotidiens. Mais, parfois, la production de toxines devient trop importante et sature ces systèmes. La pollution, les excès alimentaires, la consommation d'alcool et de tabac augmentent la production de toxines, tandis que la fatigue et le stress réduisent l'efficacité des systèmes de nettoyage… Faire une cure détox une à deux fois par an peut donc s'avérer réellement nécessaire ! Les principes sont très simples : il s'agit de stimuler le foie, les reins et le colon pour réaliser un nettoyage interne en douceur, grâce à une alimentation adaptée.

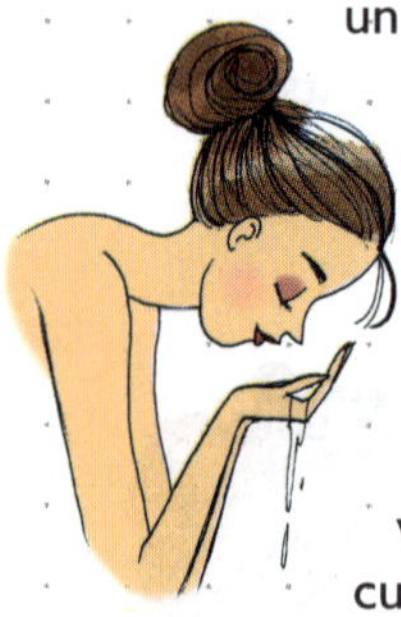

Les bienfaits de la détox

L'accumulation des toxines entraîne de la fatigue, une impression de lourdeur, un manque d'appétit (ou au contraire un besoin impérieux de grignoter !). Teint brouillé, cheveux qui tombent, qui sont secs et cassants, problèmes de peau… Une petite cure détox s'impose ! En 2 à 3 jours, vous commencerez à vous sentir plus légère et plus tonique. Poursuivez la cure pendant 2 semaines afin d'obtenir un bénéfice profond et durable.

Jeûner, est-ce encore mieux ?

Pas forcément, car le jeûne peut accroître la sensation de fatigue. Il impose aussi un repos complet, ce qui n'est pas toujours facile à mettre en place pendant plusieurs jours consécutifs.

Pourquoi éliminer le lactose et le gluten ?

La cure détox consiste à réduire les aliments qui favorisent l'apparition de toxines dans le corps (comme la viande rouge, les abats…) ou qui peuvent être difficiles à digérer (le lactose, le gluten, les graisses cuites…). On privilégie en contrepartie ceux qui opèrent un nettoyage naturel (les légumes et fruits, certaines céréales, les tisanes…) et débloquent les systèmes d'élimination.

Je mange quoi pendant ma détox ?

Pas question de faire une cure détox triste et sans saveur ! Faites la part belle aux aliments que vous appréciez (parmi la liste des aliments conseillés) et cuisinez-les de façon agréable.

Comment je m'y prends ?

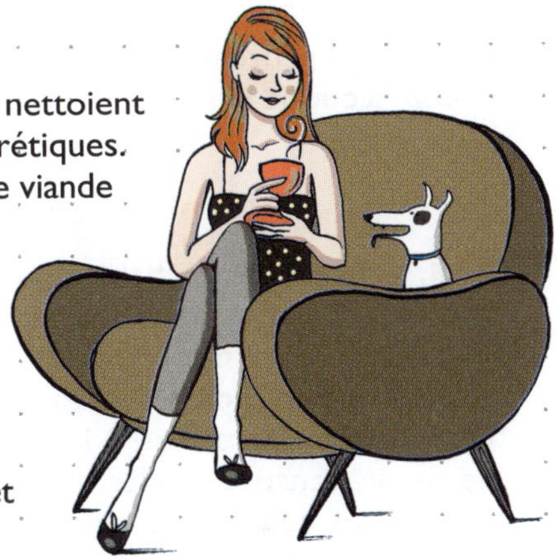

- Privilégiez les végétaux (légumes, fruits, féculents), ils nettoient en profondeur tout le système digestif et ils sont diurétiques. Réduisez en parallèle les produits animaux (une portion de viande ou de poisson, pas de produits laitiers).
- Hydratez-vous régulièrement tout au long de la journée, en buvant de l'eau, du thé vert et des infusions, pour stimuler le travail des reins.
- Mangez à satiété, mais sans excès. Cette petite cure pourra ainsi vous faire perdre un peu de poids.
- Pensez au jus de citron et aux ampoules de radis noir et d'artichaut qui boostent une détox.

JE MISE SUR...	J'ÉVITE PENDANT 2 SEMAINES...
○ Les légumes et fruits frais, ou les surgelés nature ○ Les yaourts au soja et les laits végétaux (amande, noisette, soja, riz... sauf avoine, qui contient du gluten) ○ Les poissons, les fruits de mer et la volaille : une portion par jour ○ Les céréales et féculents sans gluten : riz, quinoa, sarrasin, polenta, lentilles corail... ○ Le pain sans gluten, les tartines croustillantes à la châtaigne ou au sarrasin...	○ Les produits industriels tout prêts (plats préparés, soupes, sauces, conserves...) ○ Le pain, les viennoiseries, les biscottes... ○ Les laitages et fromages à base de lait de vache, de chèvre et de brebis ○ Les produits sucrés ○ Les graisses cuites ○ L'alcool et les boissons sucrées

Mes bons réflexes cuisine détox

Optez pour une cuisine légère et riche en micronutriments !

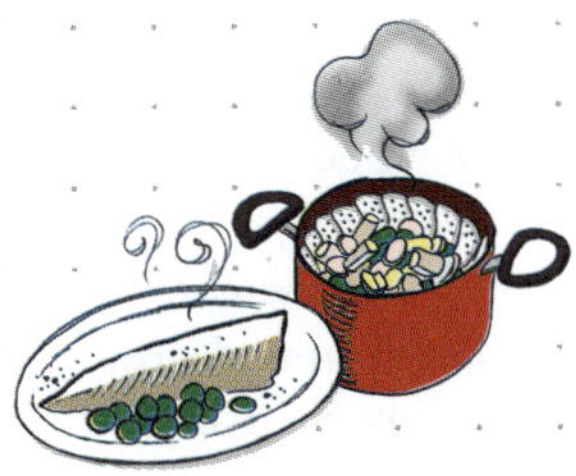

Les modes de cuisson healthy

La cuisson vapeur

Elle préserve le goût et les vitamines des légumes et poissons. Coupez les légumes (très frais ou surgelés) en petits morceaux pour qu'ils cuisent en moins de 10 minutes. Dégustez-les *al dente*, ils seront plus riches en vitamines. Vous pouvez également cuire à la vapeur les poissons (saumon, cabillaud, lieu, julienne...) et les escalopes de volaille.

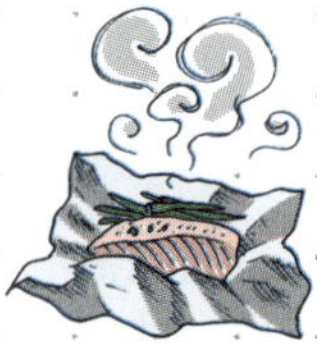

La cuisson en papillote

Elle permet de conserver tout leur moelleux aux poissons et aux volailles. Pensez à ajouter dans chaque papillote 1 cuillerée à café d'huile d'olive pour éviter le dessèchement de la chair et donner du goût.

La cuisson au gril ou au four

Les viandes peuvent être grillées ou cuites au four, ce qui concentre leur saveur. Évitez l'ajout de matière grasse, qui risque d'être cuite à trop haute température.

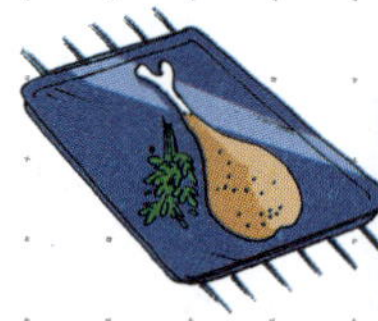

Les assaisonnements qui boostent la détox

L'ail, l'oignon et l'échalote contiennent des substances qui neutralisent les toxines et en favorisent l'élimination. À utiliser de préférence crus, hachés dans les crudités.
Les herbes fraîches (ciboulette, persil, basilic…) favorisent une bonne digestion et leurs vitamines vous aideront à garder votre tonus pendant ces 2 semaines. Leur richesse en chlorophylle aidera aussi à la neutralisation de vos toxines. Pensez à en ajouter, au moment de servir, dans les salades, les légumes vapeur, sur les grillades.
Les épices donnent du goût et sont concentrées en antioxydants qui ralentissent le vieillissement cellulaire.

Ma journée type

Accompagnez chaque repas de 2 galettes de riz ou tartines au sarrasin, selon votre appétit.

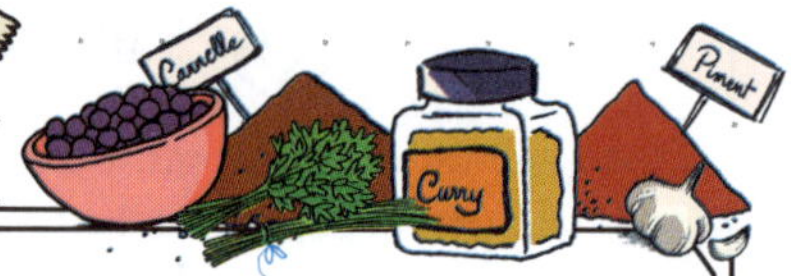

Réveil

- 1 jus de citron + de l'eau tiède pour drainer le foie et la vésicule

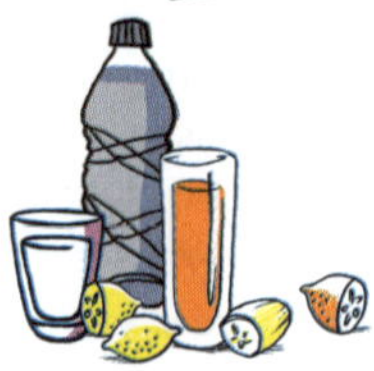

Petit déjeuner

- 1 produit céréalier sans gluten (pain, biscotte, galette de riz, flocons de céréales…)
- 1 laitage végétal (lait d'amande ou yaourt de soja)

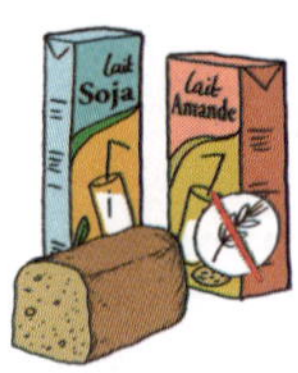

En-cas de 11 heures

- 1 fruit mûr

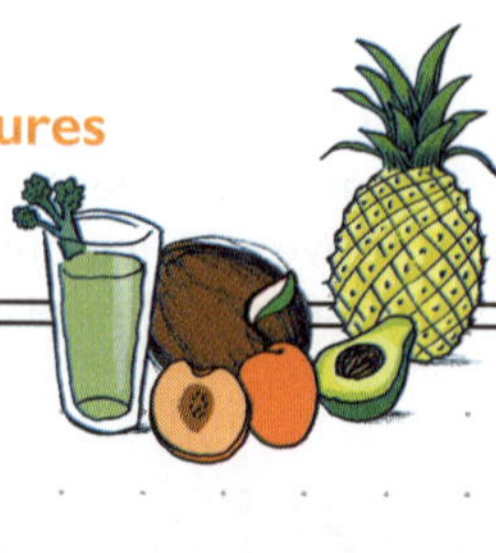

Déjeuner

- 1 portion de viande blanche ou poisson, avec des féculents et légumes
- 1 dessert (fruit ou laitage végétal ou dessert maison)

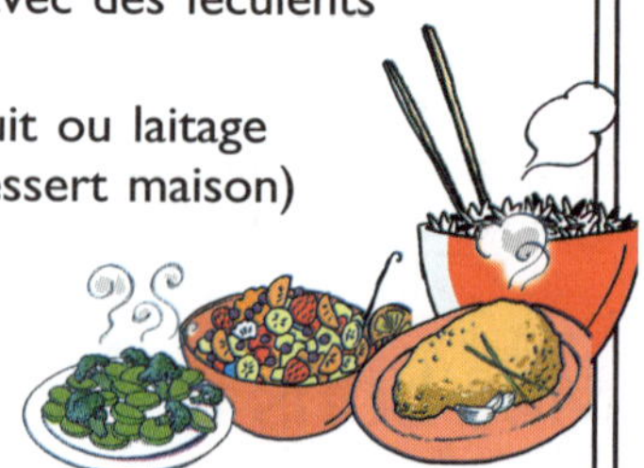

Goûter

- 1 fruit mûr

Dîner

- 1 plat végétarien contenant 3 cuillerées à soupe de féculents (riz, quinoa…) et 2 à 3 cuillerées à soupe de légumes (carottes, courgettes, épinards…)
- 1 dessert (fruit ou laitage végétal ou dessert maison)

Mes menus détox : semaine 1

Démarrez votre nouvelle alimentation par 2 semaines de détox en douceur : rien de plus simple, il suffit de suivre les menus que nous vous avons concoctés !

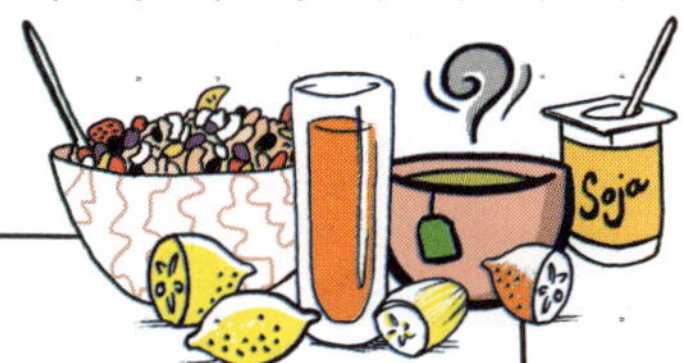

Au petit déjeuner, tous les matins

- ☐ Le jus d'1 citron dans un demi-verre d'eau tiède au réveil

Puis, 30 minutes plus tard :

- ☐ 40 g de flocons de millet ou 50 g de pain sans gluten avec un peu de miel
- ☐ 1 thé vert ou thé rooibos
- ☐ 1 yaourt au soja ou 1 tasse de lait végétal, nature ou au miel

Goûter

- ☐ 1 fruit mûr ou 2 galettes de riz et 1 thé vert

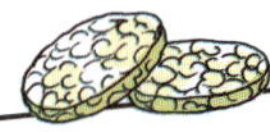

Accompagnez chaque repas de 2 galettes de riz ou tartines au sarrasin, selon votre appétit

Lundi

DÉJEUNER

- Filet de cabillaud au four
- Quinoa aux tomates
- 1 yaourt au soja, amandes caramélisées

DÎNER

- Salade roquette, tomate et radis, huile de colza
- Pommes de terre vapeur
- Compote pomme-abricot

Les proportions des plats présentés ici en recettes sont destinées à 4 personnes, sauf indication contraire.

Quinoa aux tomates

Faites cuire 10 min à feu doux 150 g de tomates coupées en dés, 1 gousse d'ail pelée et hachée et 1 c. à c. d'huile d'olive. Ajoutez en fin de cuisson 2 c. à s. de basilic et de coriandre hachés. Mélangez avec 100 g de quinoa cuit et égoutté.

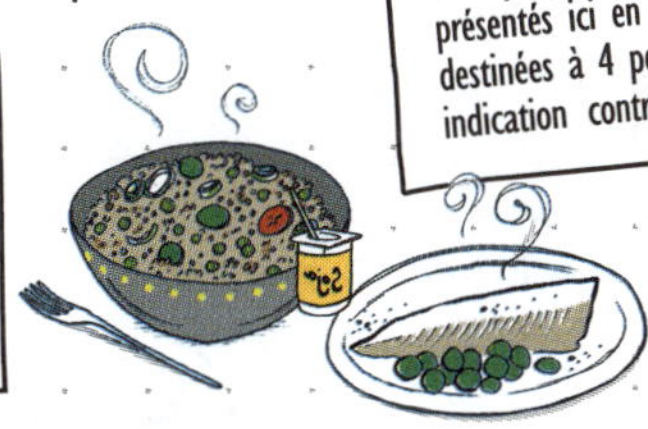

Mardi

DÉJEUNER

- Poulet à l'estragon en papillote
- Purée de patates douces
- 3 c. à s. de tofu soyeux, 100 g de fraises émincées et 1 pincée de sucre

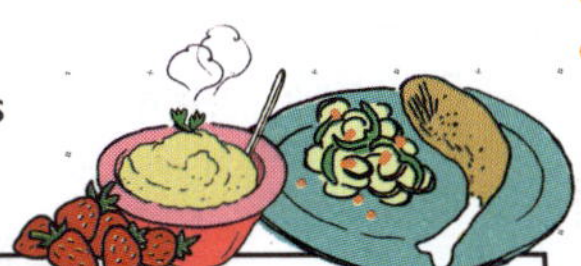

DÎNER

- Soupe de courgettes
- Pâtes sans gluten au basilic
- Salade de kiwi, orange et poire

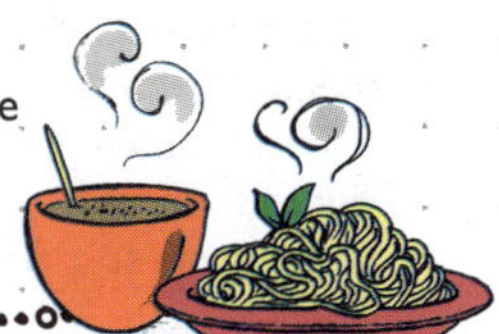

Poulet à l'estragon en papillote (pour 1 personne)

Disposez 1 blanc de poulet sur une feuille de papier sulfurisé. Ajoutez 1 brin d'estragon, quelques gouttes d'huile d'olive, 1 petite tomate coupée en dés, du sel, du poivre. Fermez la papillote et faites cuire au four à 180 °C (th. 6), pendant 15 min.

Faites une cure de fruits !
Achetez pour la semaine au moins 2 kg de fruits frais de saison, que vous dégusterez crus ou cuits. Riches en eau et en potassium, ils stimulent l'élimination de l'eau, tout en vous apportant des antioxydants.

Mercredi

DÉJEUNER

- Carpaccio de saumon au citron
- Salade de fonds d'artichauts
- 1 banane en papillote cuite au four

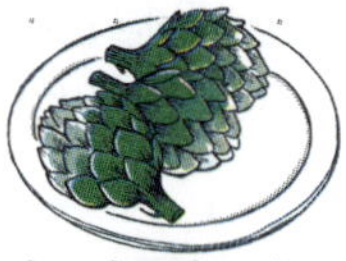

DÎNER

- Gaspacho
- Salade de brocolis et pommes de terre
- 1 yaourt au soja

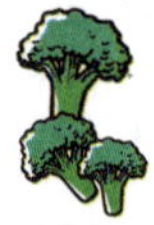

Jeudi

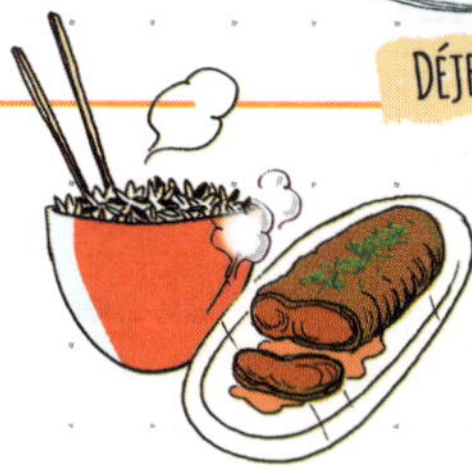

DÉJEUNER

- Escalope de porc à la poêle
- Riz basmati
- Litchis

DÎNER

- Tofu sauté à la tomate
- Purée d'aubergines saupoudrée de graines de sésame
- 1 coupelle avec morceaux d'ananas

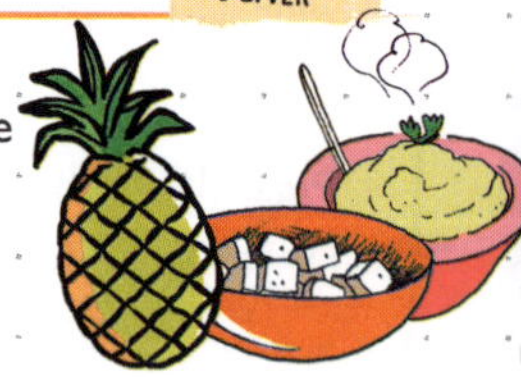

Vendredi

DÉJEUNER

- Crevettes sautées au basilic
- Kasha aux petits légumes de saison (voir encadré)
- 1 sorbet mangue-citron

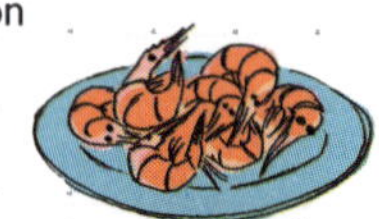

Le kasha, la petite graine qui a du goût !
On trouve du kasha dans les boutiques bio. Il s'agit tout simplement de graines de sarrasin grillées. Vous pouvez les cuire comme du riz.

DÎNER

- Minestrone (avec des pâtes sans gluten)
- 1 yaourt au soja au miel
- 1 pomme au four

Minestrone (avec des pâtes sans gluten)
Coupez 1 courgette, 1 tomate, 1 oignon, 1 poivron en petits dés. Mettez-les à cuire dans de l'eau bouillante 15 min. Ajoutez en fin de cuisson du basilic et 1 gousse d'ail émincée, puis les pâtes jusqu'à ce qu'elles soient *al dente*, soit 10 min de plus.

Samedi

DÉJEUNER

- Carpaccio de bœuf
- Salade de fenouil, tomates et laitue
- 1 yaourt au soja

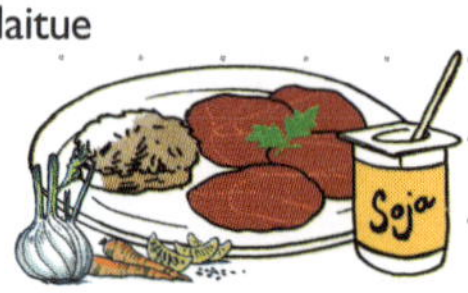

DÎNER

- Lentilles corail au curry
- Salade de mâche
- Pruneaux préalablement trempés dans du thé earl grey

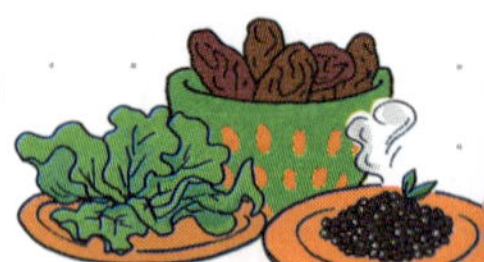

Dimanche

DÉJEUNER

- Filet de lieu en papillote
- Endives vapeur
- 1 yaourt au soja aromatisé

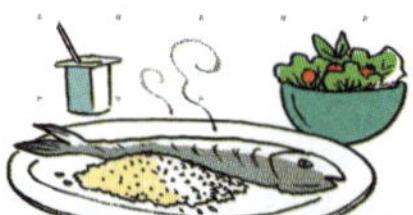

DÎNER

- Ratatouille maison
- Riz complet
- Gratin d'abricots

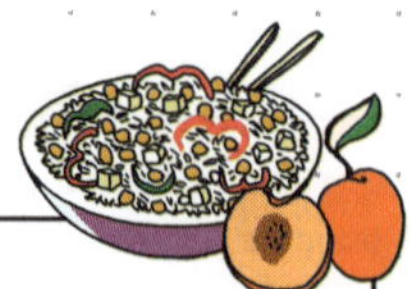

Gratin d'abricots
Disposez 200 g d'abricots bien mûrs, dénoyautés et coupés en deux dans un petit plat à gratin. Versez par-dessus 2 c. à s. de crème de soja mélangée à 1 c. à s. de sucre roux. Saupoudrez d'amandes effilées. Passez 10 min au four à 210 °C (th. 7).

Mes menus détox : semaine 2

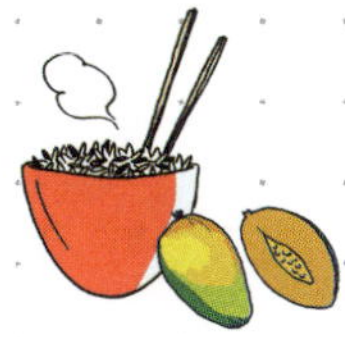

Au **petit déjeuner** et au **goûter** : poursuivez comme lors de la première semaine.

Lundi

DÉJEUNER

- Pétoncles sautés à l'ail et au persil
- Riz complet et tomates au four
- Carpaccio de mangue

DÎNER

- Bouillon de légumes au tofu
- Taboulé de semoule de maïs
- 1 yaourt au soja et dés de pomme

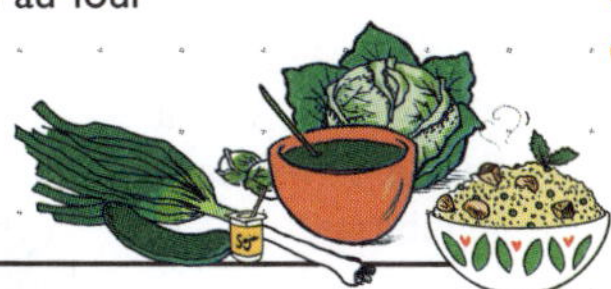

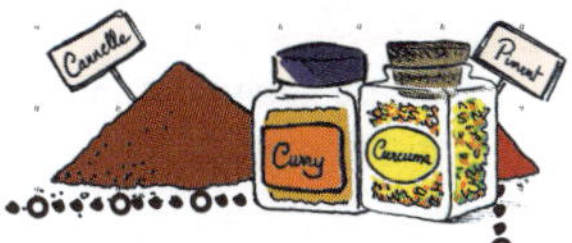

Pétoncles sautés à l'ail et au persil

Pelez 1 gousse d'ail et hachez-la, ainsi que 5 brins de persil plat. Rincez et épongez 150 g de noix de pétoncles. Faites-les sauter 5 min à feu vif avec 1 c. à c. d'huile d'olive. Ajoutez l'ail et le persil. Salez, poivrez, arrosez de jus de citron.

Je m'organise !

Pour éviter le stress des courses, pensez à acheter tout ce qu'il vous faut pour la semaine. Et pour démarrer vraiment zen, n'hésitez pas à vous faire livrer à domicile : céréales complètes sans gluten (quinoa, riz complet, riz rouge, millet…), tofu et yaourt au soja, laits végétaux, fruits et légumes à volonté.

Épices et petites herbes… No limit !

Sans gluten et sans lactose, ces petits condiments naturels sont de bons pourvoyeurs d'antioxydants. Outre leurs vertus dépuratives, ils ont des effets anti-âge marqués, donc n'hésitez pas à les utiliser !

Mardi

DÉJEUNER

- Filet de dinde grillé
- Patate douce vapeur + 1 c. à c. de lait de coco
- Milk-shake au lait de riz et à la banane

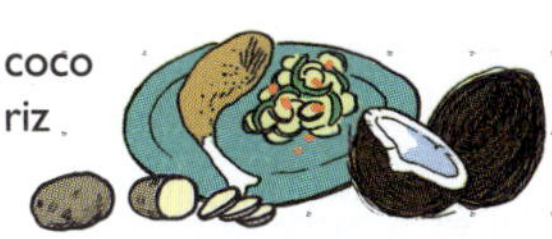

DÎNER

- Soupe de carottes et pois chiches
- Salade feuille-de-chêne, raisins et noix
- 1 poire

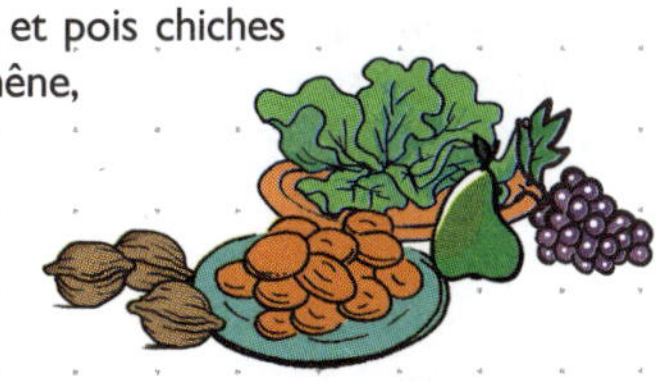

Mercredi

DÉJEUNER

- Filet de lieu vapeur
- Champignons sautés
- Fruits rouges au citron

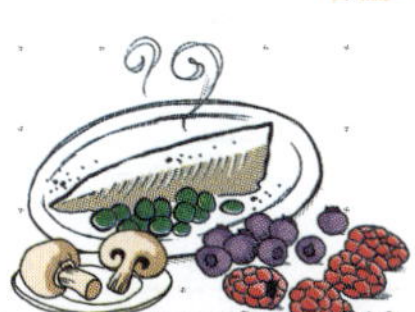

DÎNER

- Salade de haricots rouges et tomates
- 1 yaourt au soja parsemé de sucre complet
- 1 compote de pomme à la vanille

Quelles alternatives aux produits laitiers ?

Remplacez pendant ces 2 semaines les produits laitiers habituels par des yaourts du commerce au lait de soja, et par des desserts maison à base de lait de soja, d'amande, noisette, quinoa ou châtaigne. Mais pas d'avoine, qui peut contenir du gluten.

Je profite de ma détox pour être zen !

La cure détox sera d'autant plus efficace si vous adoptez un mode de vie calme – l'idéal étant de la faire pendant les vacances ! Pensez surtout à ne pas fumer, à vous reposer suffisamment (une bonne nuit + une sieste, si besoin) et à garder une activité douce pour favoriser l'élimination. Marche en forêt, postures de yoga ou mouvements doux de qi-gong sont tout indiqués !

Jeudi

DÉJEUNER

- Omelette aux champignons
- Carottes cuites à la vapeur
- 1 crème vanille au lait de soja (du commerce)

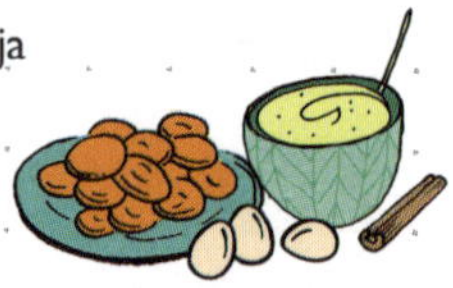

DÎNER

- Soupe de concombre mixé avec quelques feuilles de menthe
- Salade de pâtes de maïs et tomates
- Raisin

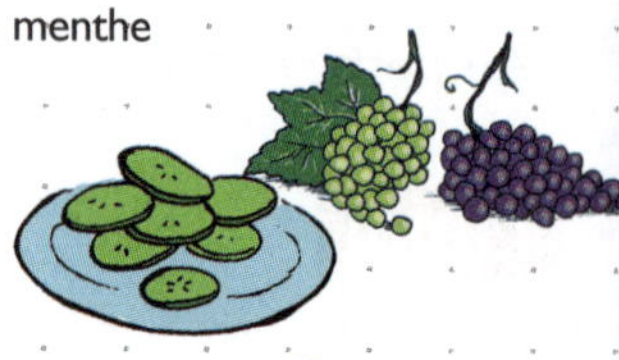

Vendredi

DÉJEUNER

- Filet de rouget au four
- Fenouil vapeur
- Abricots

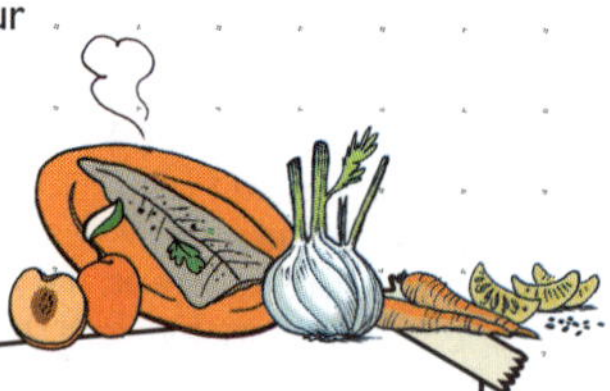

Astuce détox
Certains fruits ont des vertus détox particulièrement intéressantes : le raisin, le pomelo, le citron, la pomme, le kiwi, la banane et l'ananas. N'hésitez pas à les mettre au menu !

DÎNER

- Galettes de millet
- Salade de mesclun
- Mirabelles

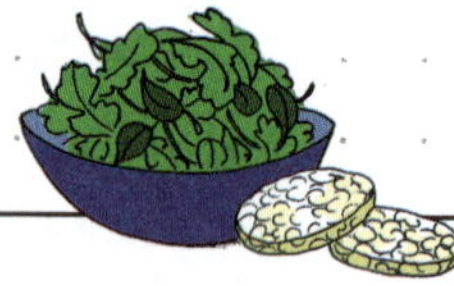

Galettes de millet
Mélangez 150 g de millet cuit et froid avec 20 g de pignons grillés, 1 gousse d'ail hachée, de la ciboulette hachée. Liez avec 1 blanc d'œuf, salez et poivrez. Formez des galettes et faites dorer 3 min sur chaque face, dans une poêle chaude et légèrement huilée.

Samedi

DÉJEUNER

- Filet de truite grillé au poivre
- Pois gourmands et brocolis vapeur
- 1 yaourt au soja avec son coulis de framboises

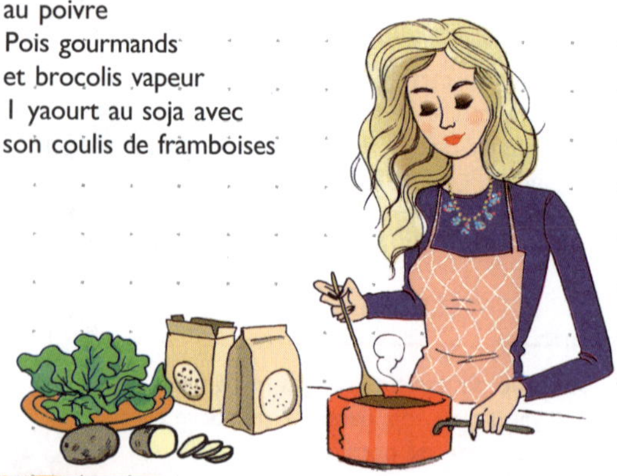

DÎNER

- Radis noir vinaigrette
- Riz rouge aux noisettes et cranberries
- 1 demi-mangue

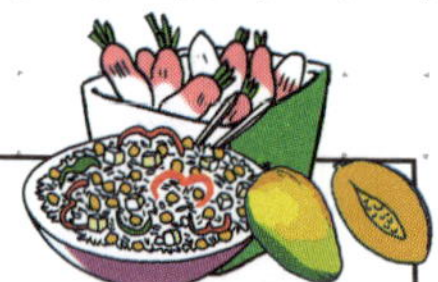

Riz rouge aux noisettes et cranberries
Rincez et hachez 5 brins de coriandre et 1 brin de basilic chinois. Faites dorer 25 g de noisettes à la poêle, puis hachez-les grossièrement. Mélangez 150 g de riz rouge cuit et chaud avec les herbes, les noisettes hachées et 15 g de cranberries séchées. Salez, poivrez et servez.

Dimanche

DÉJEUNER

- Galette de soja au curry (en magasin bio)
- Endives vapeur
- ½ pomelo saupoudré de piment d'Espelette

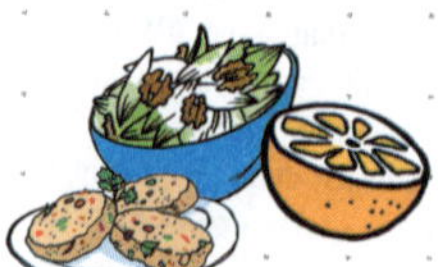

DÎNER

- Soupe de cresson et de pommes de terre (cuits à l'eau et mixés)
- Polenta
- 1 yaourt de soja au miel

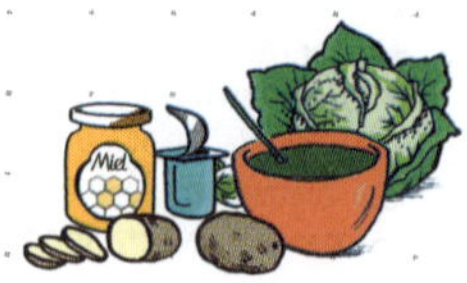

CHAPITRE 3

MON RÉGIME SANS GLUTEN

Équilibre alimentaire : je garde le cap !

Vous êtes décidée à adopter une alimentation sans gluten ? Quelles que soient vos motivations (intolérance, envie de changer et de tester un nouveau mode alimentaire…), autant faire les choses correctement ! Le fait d'éliminer le gluten peut améliorer votre tonus et votre santé, mais l'important est, bien sûr, de conserver une alimentation variée, qui réponde parfaitement à vos besoins nutritionnels.

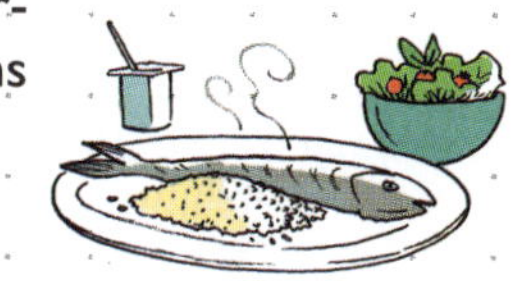

Le B.A-BA de l'équilibre

- Fini, le grignotage et les repas sautés !
- Avec un peu d'organisation, optez pour 3 à 4 repas par jour, à des heures raisonnables.
- Rendez visite plus souvent à votre épicerie bio qu'au fast-food.
- Échangez le livreur de pizza contre le livreur de panier de fruits et légumes de saison.
- Mettez-vous à la cuisine, car les produits « tout prêts » – avec ou sans gluten – n'ont aucun intérêt pour la santé ! Bref, il s'agit bien d'un changement de fond, pas seulement d'éliminer quelques aliments sous prétexte qu'ils contiennent du gluten…

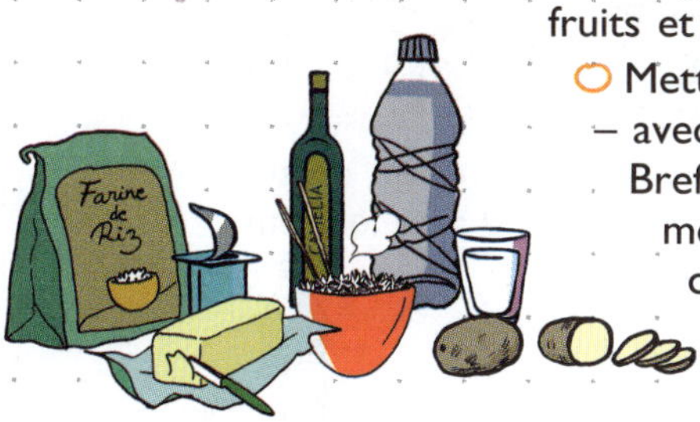

Les aliments de base d'un régime sans gluten

Pour entamer un changement d'alimentation – ce qui n'est jamais simple –, commencez par de bonnes « bases » : repérez les principaux aliments que vous consommerez chaque jour, sans risquer de faire d'erreur.

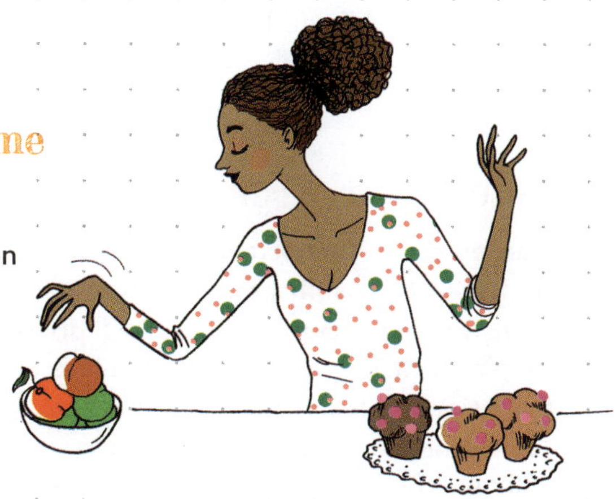

La pyramide alimentaire va vous aider à garder le cap de l'équilibre alimentaire :

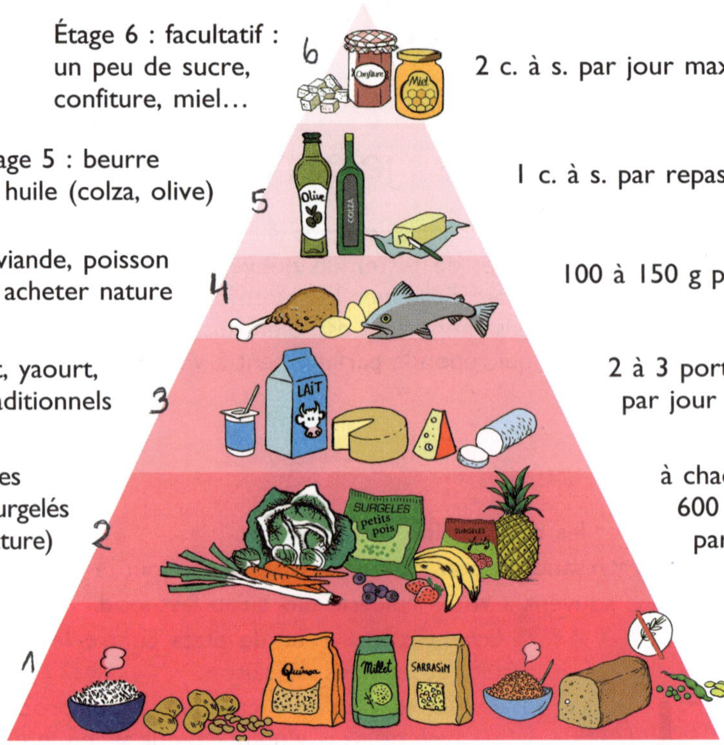

Étage 6 : facultatif : un peu de sucre, confiture, miel… — 2 c. à s. par jour maximum

Étage 5 : beurre et huile (colza, olive) — 1 c. à s. par repas

Étage 4 : viande, poisson et œufs à acheter nature — 100 à 150 g par jour

Étage 3 : lait, yaourt, fromages traditionnels — 2 à 3 portions par jour

Étage 2 : légumes et fruits frais, surgelés ou en boîte (nature) — à chaque repas, 600 à 700 g par jour

Base : riz, pommes de terre, lentilles, haricots, millet, quinoa, sarrasin, pain sans gluten (en moyenne 150 à 200 g de féculents cuits + 80 à 100 g de pain) à chaque repas

Et de l'eau à volonté (1 à 1,5 litre par jour)

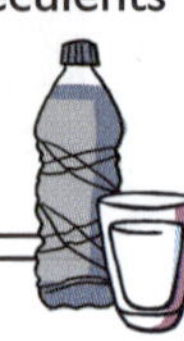

6 astuces pour réussir une diète « gluten free »

Gluten ou pas… l'important est de vous faire du bien !

1. **Hydratez-vous suffisamment**, avec de l'eau, du thé vert ou des infusions.
2. **Consommez chaque jour 2 à 3 portions de fruits et 2 à 3 portions de légumes**, en alternant le cru pour les vitamines et le cuit, plus digeste.
3. **Sélectionnez les bonnes matières grasses** : huile d'olive vierge, de colza, de noix.
4. **Consommez beaucoup de féculents (sans gluten) et de légumes**, et pas trop de viande… Des règles de base à ne pas oublier !

5. **Faut-il bannir le lait ? Non, si vous le supportez…** Pour le calcium : limitez-vous à 2 produits laitiers par jour, à compléter par des laits végétaux (enrichis en calcium), des amandes, des noisettes…
6. **Snobez les produits sucrés sans gluten** (gâteaux, barres, galettes en tout genre…), concentrés en gras et en sucre et contenant très souvent de l'huile de palme. Remplacez-les par des fruits frais et secs ou par des produits faits maison.

Je stoppe quoi, alors ?
Le pain, les pâtes, la pizza et les gâteaux, que je remplace par du pain et des pâtes à base de farine de riz, et des gâteaux maison à la fécule de maïs et à la farine de châtaignes.

Alors… je réduis ou j'arrête le gluten à 100 % ?

La réduction est suffisante si… vous voulez stopper une fatigue passagère ou des problèmes de ballonnement. Il suffit alors de diminuer votre consommation de gluten, donc d'aliments contenant du blé. Mais inutile de pister la moindre trace de gluten – dans du chocolat ou de la levure pour gâteaux par exemple –, car c'est compliqué et sans impact réel sur vos problèmes.

L'arrêt est indispensable si… vous avez été diagnostiquée intolérante au gluten : la vigilance s'impose alors ! Il va falloir décrypter les listes d'ingrédients plus précisément et fuir toute trace potentielle de gluten. Donc refuser tout aliment qui risque d'en contenir.

Ma journée type « allégée en gluten »

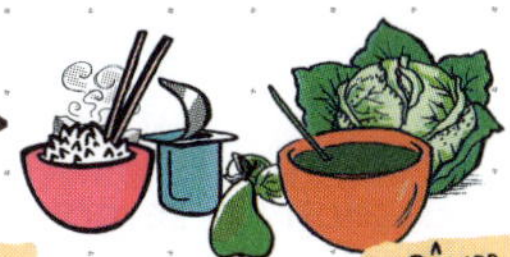

PETIT DÉJEUNER

- Du pain ou biscottes de riz ou maïs
- 1 tasse de lait avec du chocolat
- 1 verre de jus de fruits

DÉJEUNER

- Je privilégie le riz, les légumes (avec de la viande ou du poisson). Je complète avec 1 yaourt et 1 fruit

GOÛTER

- 1 fruit ou des fruits secs

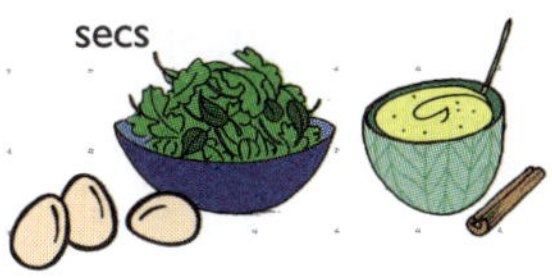

DÎNER

- Soupe (maison ou en brique, à condition d'en vérifier l'étiquetage)
- Omelette ou jambon, accompagné d'une salade
- 1 crème dessert

Ma journée type « gluten free »

Je privilégie les aliments estampillés du logo « épis de blé barré » ou de la mention « sans gluten ».

PETIT DÉJEUNER

- Du pain ou biscottes de riz ou maïs (étiquetés « sans gluten »)
- 1 tasse de lait avec du chocolat (étiqueté « sans gluten »)
- 1 verre de jus de fruits

DÉJEUNER

- 1 blanc de poulet cuisiné maison avec des tomates, des champignons et des oignons, accompagné de penne de maïs (logo « sans gluten »)… Je complète avec 1 yaourt et 1 fruit

GOÛTER

- 1 fruit ou des fruits secs

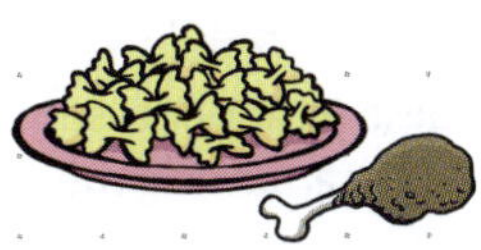

DÎNER

- Soupe maison
- Omelette accompagnée d'une salade
- 1 crème dessert maison à base de fécule de maïs (voir p. 29)

Les 10 commandements du régime sans gluten

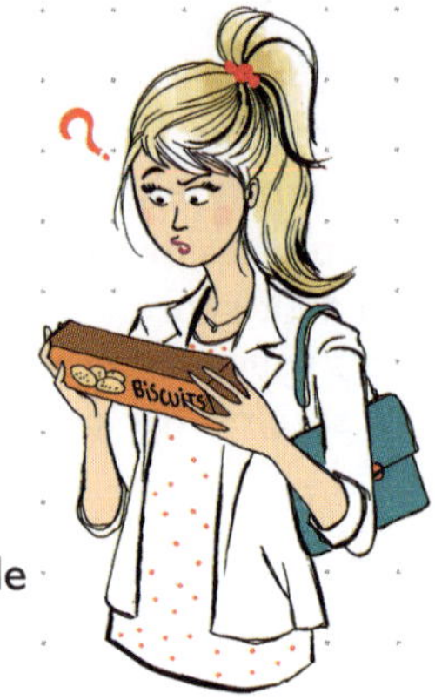

1. Dans une boulangerie, tu n'entreras plus !

Car la boutique est remplie de particules de farine, et donc de gluten !

2. Les listes d'ingrédients, tu liras !

C'est absolument indispensable pour détecter le moindre ajout de farine, trace de blé ou d'amidon suspect…

3. Chez le traiteur, rien tu n'achèteras !

Car on utilise toujours de la farine pour lier les sauces, ou donner du corps à un flan…

4. Les sites Internet des marques tu consulteras !

Carrefour, Auchan, Picard, Gerblé, Schär… pour tout savoir sur la composition et l'offre de produits sans gluten.

5. De nouveaux féculents tu découvriras !

Pas question de se nourrir de steak-salade : il faut donc partir à la découverte de féculents alternatifs, pour équilibrer l'assiette. Quinoa, amarante, millet… sans oublier le riz noir, le riz rouge, les lentilles corail.

6. Aux sucreries tu résisteras !

Attention aux douces compensations : barres chocolatées sans gluten, viennoiseries, biscuits, bonbons… C'est la porte ouverte au grignotage et à la prise de poids.

7. Régulièrement, tes courses de produits frais tu feras !

C'est la seule façon de consommer des produits frais, bruts et dont on connaît la composition.

8. Un peu de temps en cuisine tu passeras !

Une bonne façon d'éviter au maximum les préparations du commerce, dont les additifs peuvent contenir du gluten.

9. La simplicité tu adopteras !

Une cuisine simple, vitaminée, contenant le moins possible d'additifs, avec des salades composées, des viandes grillées ou mijotées accompagnées de légumes et d'aromates…

10. Gourmande tu resteras !

Se mettre à table avec plaisir et appétit, se régaler de plats délicieux, que l'on peut partager avec ses amis et sa famille : c'est ça, un régime sans gluten réussi !

Le big changement… quels féculents choisir ?

Le gluten est présent dans le blé et ses dérivés (pâtes, farine, semoule), le grand bouleversement consiste donc à remplacer ces produits basiques par d'autres aliments, au profil nutritionnel similaire, mais ne contenant pas de gluten.
Pour résumer, j'adopte : le riz, la polenta, le quinoa, le millet, la pomme de terre et les lentilles.
Je ne consomme plus : le pain classique, les pâtes et les viennoiseries.

J'ÉCHANGE…	CONTRE…
Les spaghettis et penne de blé dur	Des pâtes sans gluten à base de maïs ou de riz
Les lasagnes traditionnelles	Des lasagnes maison, avec des pâtes sans gluten
Le taboulé	Une salade orientale à base de quinoa
La salade de pâtes	Une salade de riz
La baguette	Une baguette sans gluten à passer au four (et à déguster tiède, pour qu'elle croustille !)
Le pain de seigle, le pain aux graines	Un pain sans gluten maison avec des graines de lin, de tournesol (voir p. 69)…
Le pain au chocolat du dimanche	Des tartines de pain sans gluten maison ou un muffin à base de farine de riz
Les cookies du goûter	Un biscuit sans gluten, ou encore mieux pour la ligne : un fruit frais !
Le sandwich pendant le shopping avec les copines	Une salade composée à base de crudités (sans les croûtons)
Les sushis au restaurant japonais	Je les commande sans problème !

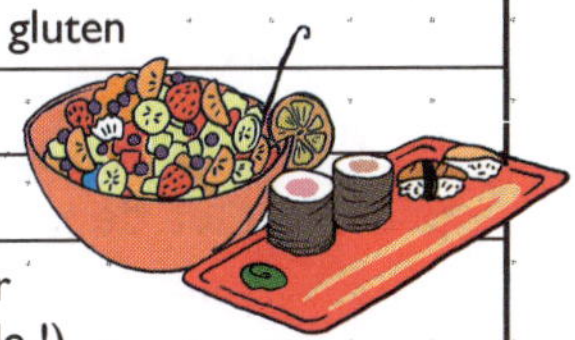

Top 10 des féculents sans gluten

1. **La pomme de terre**. Son plus : elle contient de la vitamine C.
2. **Le riz à long grain** : thaï, basmati, riz parfumé vietnamien.
3. **Le riz rond**, pour les desserts façon grand-mère (riz au lait, gâteau de riz).
4. **La polenta** : super facile à cuisiner, elle est prête en 5 minutes (il faut juste bien la fouetter pour éviter les grumeaux).
5. **Le quinoa blond ou rouge** (à bien rincer avant emploi, pour en éliminer l'amertume).
6. **Le sarrasin nature ou grillé** (kasha) : il se cuit comme du riz.
7. **La lentille corail**, qui bénéficie d'une cuisson express en 15 minutes !
8. **Le haricot rouge** : il est bourré de fer et de fibres, à acheter en graines sèches à cuire ou déjà préparés en boîte (sans risque de gluten dans ce dernier cas si les légumineuses sont « nature »).

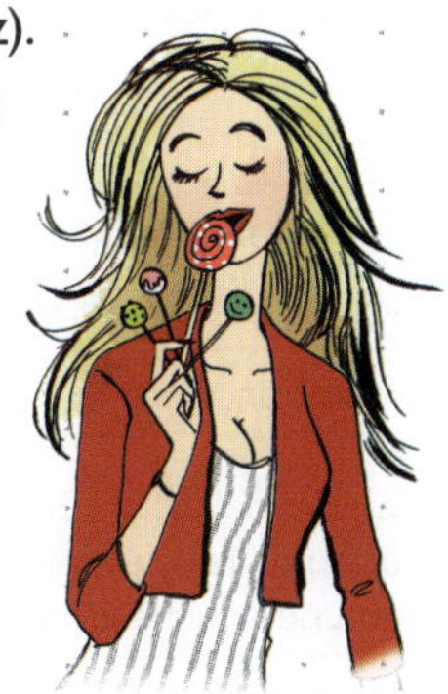

9. **Les nouilles de riz asiatiques** : elles remplacent les tagliatelles de blé dans toutes les recettes !

10. **Les pâtes de konjac** : avec presque aucune calorie et une texture croquante vraiment étonnante, vous allez les adorer !

Viande, poisson, œufs : trop facile !

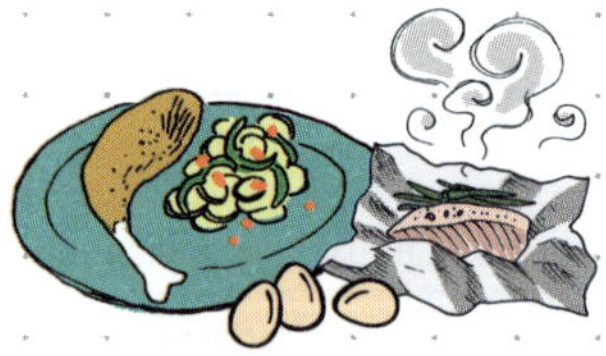

Le gluten étant une molécule végétale, la bonne nouvelle, c'est qu'il n'y en a pas dans les viandes, poissons et œufs, tant qu'ils ne sont pas transformés par un restaurateur ou un industriel !

Que faut-il privilégier ?

- **La volaille** (poulet, dinde, canard) : 3 fois par semaine. C'est une excellente source de protéines et de matières grasses utiles à la peau et au cerveau.
- **Le bœuf maigre** : 1 à 2 fois par semaine. Sa richesse en fer préserve de l'anémie… Une bonne façon de lutter contre la fatigue et le teint d'endive.
- **Le poisson maigre** (cabillaud, lieu, limande…) : 1 fois par semaine. Le poisson est « light » (pauvre en calories) mais riche en protéines !
- **Le poisson gras** (saumon, maquereau, sardine) : 1 fois par semaine. Des poissons presque indispensables pour leur apport en oméga-3, qui protègent le cœur et permettent de garder le moral au beau fixe !
- **Les œufs** : 1 à 2 fois par semaine. Ils sont une source de lipides essentielle au fonctionnement cérébral.

Faites le tri !

Optez pour de la viande et du poisson frais ou surgelés, nature et donc non cuisinés.
Fuyez toutes les sauces, les panures et les beignets !
Attention, la sauce de soja contient du blé : remplacez-la par du tamari (100 % à base de soja).
Mais, bonne nouvelle, pour accompagner les viandes grillées : il n'y a pas de gluten dans la sauce Worcestershire, ni dans les moutardes classiques (moutarde de Dijon, moutarde de Meaux) ! La plupart des sauces ketchup n'en contiennent pas non plus. Vous pouvez donc vous en délecter.

JE DIS OUI	JE DIS NON
Au blanc de poulet nature	Au cordon-bleu et aux nuggets
Au filet de poisson surgelé nature	Au filet pané ou meunière
Au jambon marqué « sans gluten »	Au jambon classique cru ou cuit
Au rôti de porc en cocotte maison	Au rôti du traiteur, avec une sauce épaisse
Aux coquilles de poisson et aux fruits de mer, avec une touche de crème	Aux coquilles de poissons à réchauffer, surgelées ou du traiteur
Au wok de bœuf, nouilles de riz et légumes maison	Aux nouilles sautées (à base de blé) du traiteur chinois

Produits laitiers : quelques pièges à éviter

Vous ne trouverez pas de gluten non plus dans les produits laitiers de base : lait, yaourt nature ou fromages traditionnels, car ils ne contiennent en principe que du lait et des ferments lactiques. Ils sont indispensables à l'équilibre alimentaire, puisque ce sont les aliments les plus concentrés en calcium. Donc pas de coupure drastique : vous pouvez les éliminer pendant quelques jours, le temps d'une petite détox, mais pas définitivement, sauf intolérance avérée au lactose.

Néanmoins, si vous souffrez de ballonnements importants ou de douleurs abdominales, n'abusez pas des produits laitiers. Préférez le yaourt au lait (plus riche en lactose) à la crème et optez pour le comté, l'emmental ou les fromages de chèvre et de brebis en évitant les fromages moins digestes comme le camembert ou le munster. Limitez-vous à 2 portions de produits laitiers par jour (1 yaourt + 30 g de fromage).

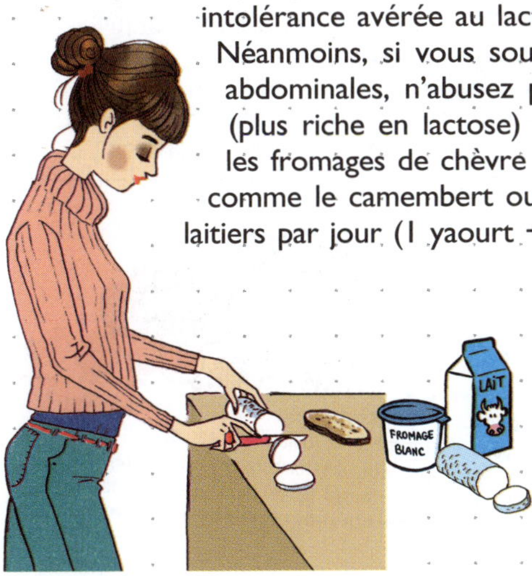

Crème dessert maison au chocolat

Portez à ébullition 50 cl de lait demi-écrémé, 30 g de sucre roux et 35 g de fécule de maïs en fouettant. Retirez du feu dès que le mélange bout. Ajoutez 60 g de chocolat noir (sans gluten, à vérifier dans la composition), cassé en morceaux et mélangez. Versez dans 4 ramequins, servez frais.

Je passe mon chemin devant...

Les crèmes desserts et flans du commerce : ils contiennent de la farine ou des additifs dérivés du blé. Préférez les entremets maison, très simples à réaliser.

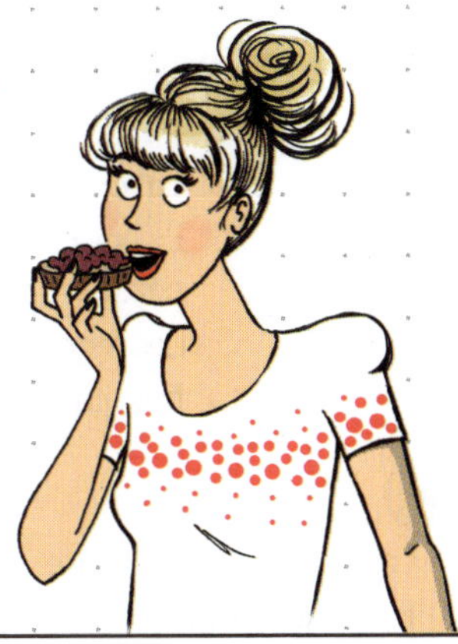

Les desserts pâtissiers du commerce : fondant au chocolat, mousses, profiteroles... Ils sont si simples à faire soi-même !

Les fromages à tartiner, aromatisés... car ils sont pleins d'additifs, et pas toujours riches en calcium ! Restez « classique » même si vous aimez les fromages très doux : mozzarella, edam, chèvre frais...

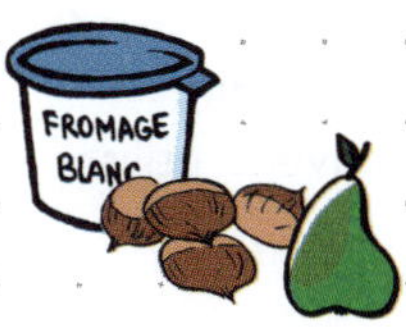

Petite charlotte maison aux marrons

Imbibez de jus de poires 5 biscuits à la cuillère sans gluten, puis rangez-les dans une tasse. Ajoutez, en alternant plusieurs couches, du fromage blanc nature et de la crème de marrons. Terminez par une couche de biscuits. Laissez reposer 3 h au frais et démoulez.

Fruits et légumes : naturellement « gluten free » !

Les fruits et légumes ne contiennent pas de gluten, c'est donc l'occasion d'en manger à chaque repas, pour leur apport indispensable en vitamines, fibres et minéraux !

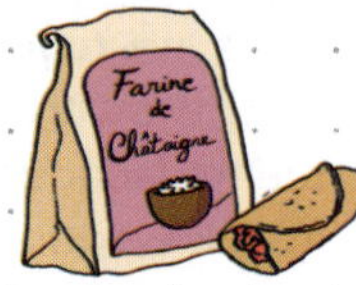

- **Les fruits frais ne posent jamais de problème**, même la banane et la châtaigne, à consistance farineuse. Celles-ci contiennent de l'amidon (qui est un sucre), mais pas de gluten. Du coup, leur farine est idéale pour réaliser les gâteaux et crêpes.
- **Tous les légumes sont autorisés**, crus ou cuits, sans limitation. Grains de maïs, haricots en grains ou fèves ne contiennent pas de gluten.
- Vérifiez la composition des **noix, noisettes, amandes et des fruits secs** (abricots, pruneaux, cranberries…), même si, à l'état naturel, ils n'en contiennent pas.
- **Patate douce et potimarron** sont également 100 % *safe* lors d'un régime sans gluten.

Crêpes maison à la farine de châtaignes

Mélangez 50 cl de lait de riz, 3 œufs, 100 g de farine de châtaignes et 50 g de farine de riz. Faites cuire dans une poêle chaude légèrement huilée. Servez ces crêpes fourrées de vos aliments préférés !

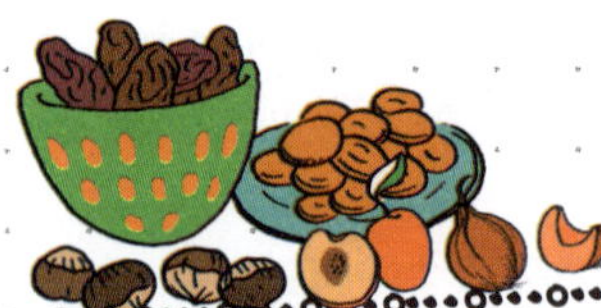

J'ai encore droit à ma compote en pot ou sachet ?

Oui ! Car les compotes du commerce ne contiennent pas de gluten. Que vous soyez fan des petits pots pour bébé, des compotes vendues au rayon frais, ou à température ambiante en pot individuel ou en bocal, elles conviennent toutes !

Les légumes du commerce testés pour vous !

Les produits sans gluten, *safe* et pratiques

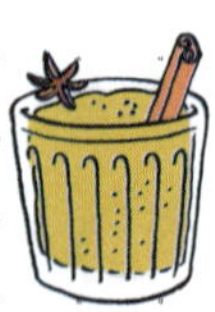

- La ratatouille en boîte ou en bocal.
- La compotée d'aubergines.
- La purée de légumes du rayon frais ou surgelé : brocoli, haricots verts, patate douce…
- Les légumes pour couscous en boîte ou surgelés (mais, bien sûr, pas la semoule !).
- Les jardinières et macédoines nature en conserve ou surgelées.

Les compositions à vérifier

- La poêlée de légumes surgelée (elle peut contenir des pâtes, des additifs).
- La salade composée (attention, elle contient souvent des croûtons ou des pâtes).
- La soupe en brique (elle est parfois épaissie avec un dérivé du blé).
- Les épinards à la crème (le gluten peut être un additif).
- Les palets et flans de légumes (le blé y est souvent utilisé comme liant).

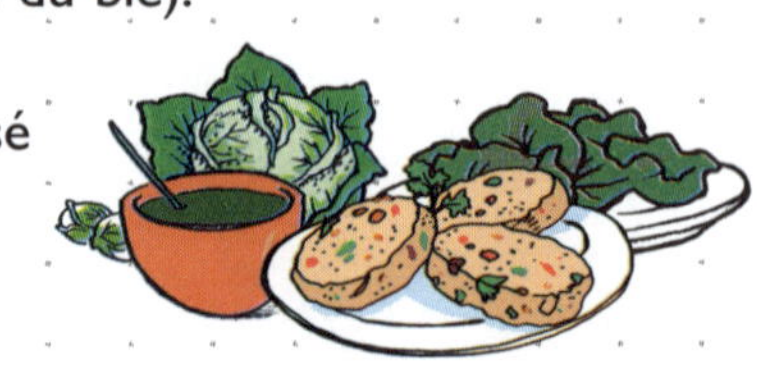

Les matières grasses : vive le naturel !

Ne vous privez pas de matières grasses, elles sont indispensables à votre santé et présentes dans chacune de vos cellules ! Elles nourrissent la peau et lui conservent son élasticité, et sont nécessaires au bon fonctionnement du cerveau.
Les matières grasses de base (beurre, huiles, crème fraîche) ne contiennent jamais de gluten.

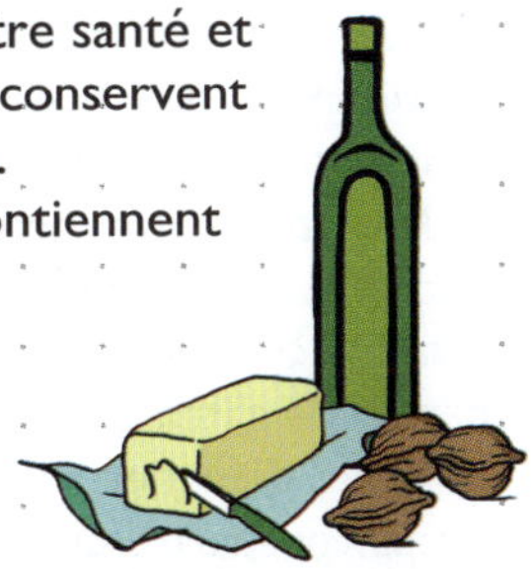

Pour un apport équilibré...

Pensez à inclure dans votre alimentation chaque jour :

- **10 g de beurre** (soit 1 cuillerée à soupe ou l'équivalent d'un carré individuel emballé). Indispensable pour son apport en vitamines A (peau, croissance) et D (solidité des os et des dents).
- **1 cuillerée à soupe d'huile de colza ou de noix**, pour couvrir les besoins en oméga-3, qui protègent votre cœur.
- **1 cuillerée à soupe d'huile d'olive**, pour équilibrer votre taux de cholestérol.

Beurre parfumé (pour 4 personnes)
Mélangez 20 g de beurre mou (mais pas fondu) avec une pointe de piment d'Espelette, de paprika ou de curry. Parfait pour relever le goût des carottes et des courgettes vapeur ou des haricots verts en conserve !

Et pour changer...

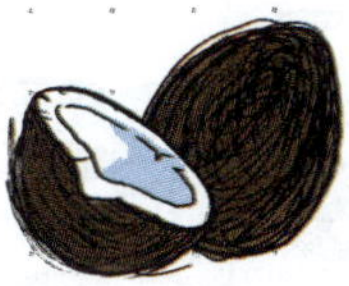

L'huile de coco : sa saveur fine est idéale pour les woks de légumes, de nouilles de riz. C'est aussi une alliée minceur, car ses lipides sont très facilement brûlés par l'organisme, qui ne les stocke pas.
L'huile de caméline (ou petit lin) : ultra riche en oméga-3, elle a des vertus anti-âge.

Les bons produits de nos terroirs...

Beurre AOC, beurre au sel de Guérande, crème AOC, huile d'olive vierge... Ces produits fabriqués selon un cahier des charges précis ne contiennent jamais de gluten.

Mais vigilance orange ou rouge devant...

- Les sauces, marinades et compagnie. Lisez attentivement les compositions des sauces du commerce !
- Les mayonnaises, sauces cocktail contiennent rarement du gluten, mais cela reste à vérifier.
- Les vinaigrettes allégées sont des produits à risque.
- La béchamel contient toujours du gluten.

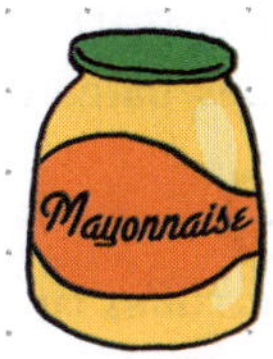

Les produits sucrés : restez vigilante !

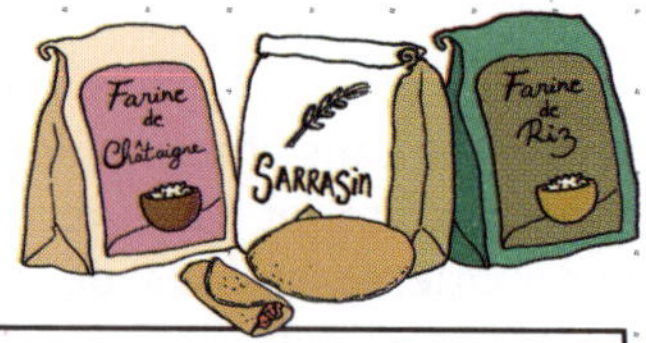

Il n'est pas question d'en abuser car ils sont caloriques et contiennent quasiment toujours du gluten ! Vous pouvez les consommer occasionnellement pour le plaisir, en les préparant vous-même pour garder la main sur les ingrédients. Adopter un régime sans gluten peut être une bonne occasion pour réduire votre consommation de gâteaux, barres de céréales, céréales de petit déjeuner industrielles. De temps en temps, préparez un gâteau maison à base de farine de riz, de maïs ou de châtaignes ou faites des crêpes… Vous pourrez même les manger avec du Nutella® !

Mon gâteau sans gluten à partager avec des amies autour d'un thé à la cardamome

Mélangez 3 tasses à thé de farines sans gluten (riz, fécule de maïs…), 1 tasse de sucre, 1 tasse d'huile de colza, 2 gros œufs, 1 tasse de lait, 1 sachet de levure (sans gluten). Ajoutez 1 sachet de sucre à la vanille naturelle. Versez dans un moule à cake et faites cuire 25 min au four à 150 °C (th. 5). Laissez refroidir et démoulez.

JE DIS OUI (AVEC MODÉRATION)	JE DIS NON
Aux meringues et macarons maison	Aux meringues et macarons achetés dans le commerce
Aux truffes de mamie	Aux truffes industrielles
À la gelée et à la confiture industrielles	À la pâte à tartiner aux spéculoos
Au Nutella®	Aux pâtes à tartiner fabriquées dans des ateliers où l'on utilise du blé
Aux biscuits et barres sans gluten	À tous les autres biscuits
À la purée d'amandes ou de noisettes bio (mais vérifiez bien la composition !)	Au beurre de cacahuètes (vérifiez la composition)

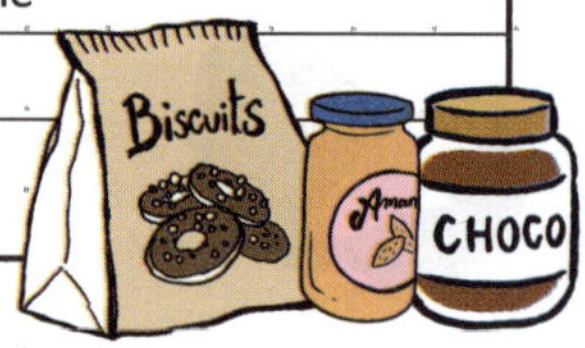

Chez mon chocolatier…

Je peux craquer pour…

- Les palets de chocolat noir aux fruits secs
- Les truffes garanties pur beurre, pur chocolat
- Les orangettes
- Les purs pralinés
- La vraie ganache (chocolat noir + crème)
- Les marrons glacés
- Les pâtes de fruits

J'oublie…

Les truffes fantaisie, les chocolats aux éclats de biscuits, le nougat.

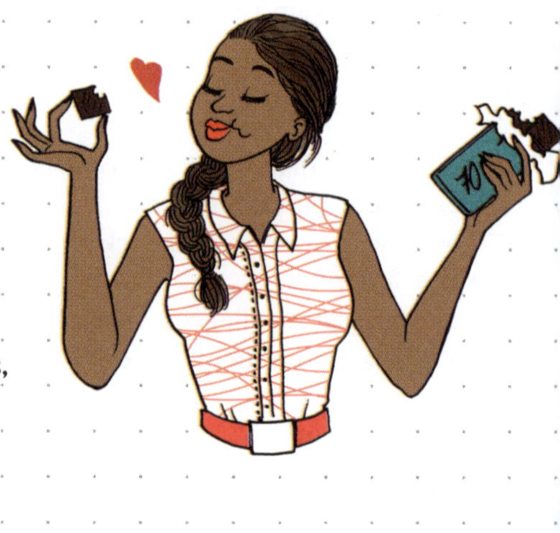

Et je mets quoi dans mes yaourts ?

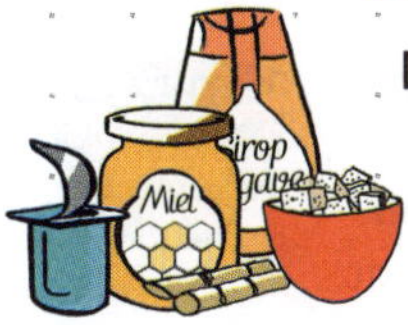

Du sucre roux, du sucre complet, du miel, de la confiture, du sirop d'érable, du sirop d'agave, de la crème de marrons, des fruits secs…
Et en version plus légère : de la compote ou des dés de fruits frais.
Mais pas de germe de blé ni de müesli, qui contiennent du gluten !

Les aliments industriels : ça se corse !

La composition des aliments que nous consommons est de plus en plus complexe : prêts à l'emploi, faciles à conserver, ils ont subi de nombreuses transformations. Et le gluten, additif bien pratique pour lier une sauce ou donner de la texture à une viennoiserie, est présent un peu partout. Si abandonner les pâtes et le pain classique est finalement assez simple, traquer le gluten dans les rayons des supermarchés se révèle beaucoup plus difficile… Petit guide de survie.

Info ou intox ? Les aliments « safe » ou « pas safe »

Le chocolat noir, c'est toujours sans gluten

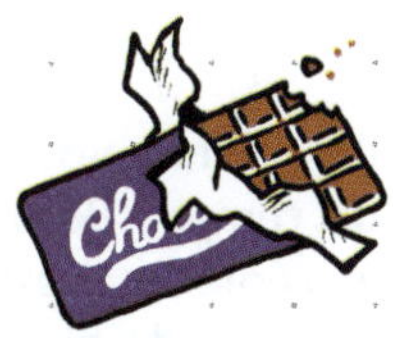

Vrai et faux ! Le chocolat noir convient si vous souhaitez simplement réduire votre consommation de gluten, car s'il en contient, c'est en quantité minime. Cependant, si vous faites un régime strict (intolérance avérée), optez uniquement pour des chocolats portant le logo « sans gluten ».

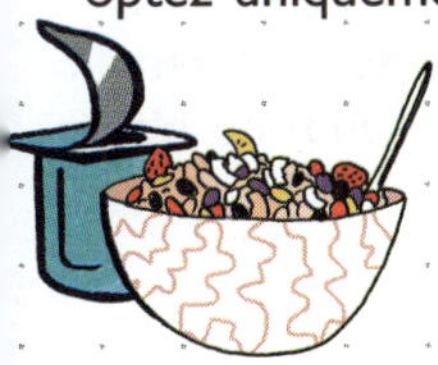

J'oublie forcément les yaourts au müesli

Vrai ! Il en sera de même pour tous les desserts lactés contenant des billes enrobées de chocolat, des éclats de fruits secs ou de bonbons (mini-marshmallow…). Ils contiennent pratiquement toujours du gluten.

Je peux me régaler de maquereaux au vin blanc en conserve

Vrai ! Pas de gluten dans les maquereaux au vin blanc ni dans les sardines à la tomate. Méfiance pour le maquereau à la moutarde, et surtout, les rillettes et autres tartinables qui contiennent presque toujours du blé.

Je dois dire adieu à la briquette de lait chocolaté

Faux ! La plupart des laits aromatisés sont épaissis avec des algues, et ne contiennent donc pas de gluten. À vérifier régulièrement, car les compositions sont susceptibles d'évoluer.

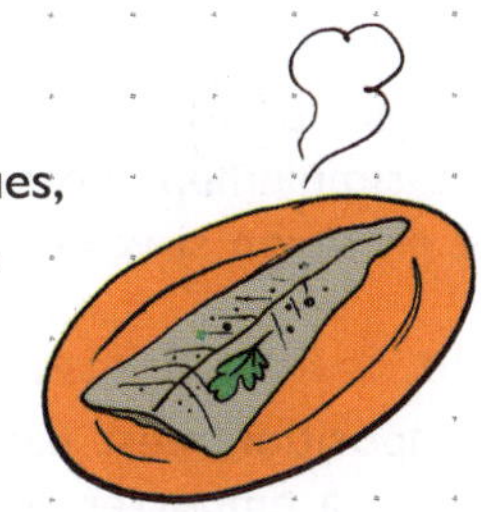

Je vérifie à la loupe...

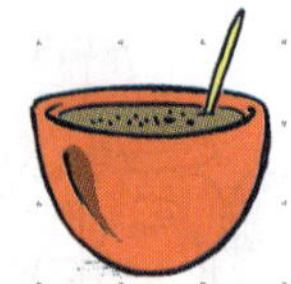

- **Les produits panés et frits** : bien sûr, on écarte le poisson pané (trop facile à repérer…), mais attention au filet de poisson façon meunière (roulé dans la farine), à l'escalope milanaise, aux beignets de légumes (surgelés ou au rayon frais), aux accras… Vérifiez bien la liste des ingrédients. Ils restent par ailleurs très difficiles à trouver en version sans gluten.
- **Le chocolat « fourré »** : plus la recette est compliquée (fourrage, enrobage, éclats de nougat…), plus la probabilité d'y trouver du gluten est grande ! Lisez attentivement les compositions, un chocolat simple (noir à 70 % de cacao ou au lait) risque surtout de contenir des traces de fruits à coque, mais pas de gluten.

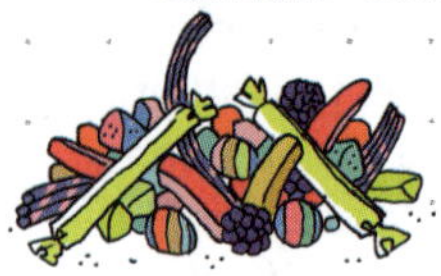

- **Les bonbons et friandises** : moins vous en mangerez, mieux ce sera pour votre ligne… Donc quitte à changer d'alimentation, réduisez-les également ! Et pour le plaisir, de temps en temps, optez pour une pâte de fruits traditionnelle.
- **Les sauces pour crudités industrielles** contiennent beaucoup d'additifs en tout genre (conservateurs, épaississants…), le mieux est donc d'en consommer le moins souvent possible. Il existe cependant des produits de composition assez simple (huile d'olive + vinaigre balsamique) qui peuvent remplacer une sauce maison.

Je repère les ingrédients sur les étiquettes

Il va falloir vous habituer à scanner les étiquettes avec un œil acéré, et sans y passer trop de temps ! Bonne nouvelle : les allergènes apparaissent désormais en gras dans la liste des ingrédients, c'est plus facile à repérer. Donc gluten et blé sont toujours bien visibles. Amidon de blé ou amidon (sans précision) et dextrose de blé ne posent pas de problème, car ce sont des produits très purifiés, qui ne contiennent pas la fraction « gluten » du blé.

En clair, ça veut dire quoi ?...

« Peut contenir des traces de gluten »
L'aliment n'a pas, dans sa composition, de gluten ajouté ni d'ingrédient en contenant, mais le fabriquant ne vous garantit pas que le produit est exempt de gluten… Ces produits conviennent si vous faites un régime large, visant à réduire le gluten.

« Fabriqué dans un atelier utilisant du blé »
Même si l'aliment ne contient pas directement de blé, l'atelier est contaminé par des poussières de blé – donc de gluten. Pas de soucis si vous réduisez simplement votre consommation de gluten, mais laissez le produit en rayon si vous faites un régime strict.

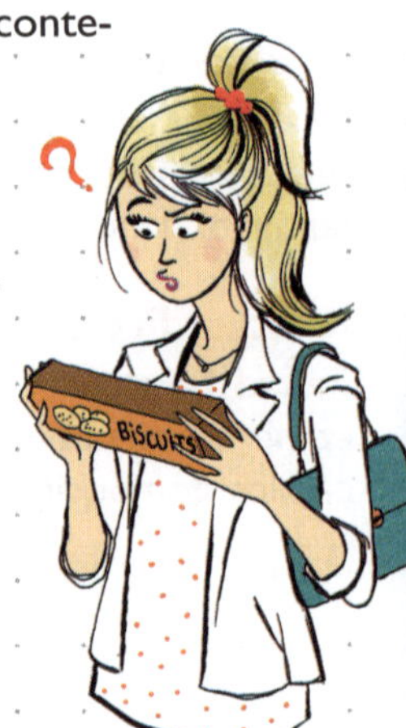

Dans le doute, abstiens-toi...

Si la composition n'est pas clairement détaillée, pour une paella ou une choucroute à emporter ou une charcuterie dont vous ne connaissez pas l'origine par exemple, il est préférable de vous abstenir.

Mes menus gluten-free sur 2 semaines

Semaine 1

Les **proportions des recettes** sont pour 4 personnes, sauf indication contraire.

Lundi

DÉJEUNER

- Salade de pousses d'épinards et mangue
- Brochette de poulet grillée
- Tomates au four
- Yaourt brassé

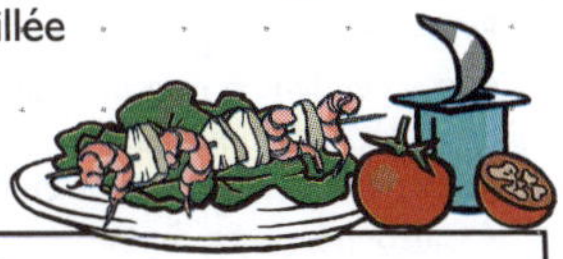

Salade de pousses d'épinards et mangue

Mélangez dans un saladier 100 g de pousses d'épinards, lavées et essorées, et la chair d'1 mangue coupée en dés. Assaisonnez avec 1 échalote pelée et hachée, 2 c. à s. d'huile de noisettes et 2 c. à s. de vinaigre de cidre. Salez, poivrez et dégustez !

DÎNER

- Flan au brocoli et pignons
- Salade d'endives aux noix
- Ananas frais

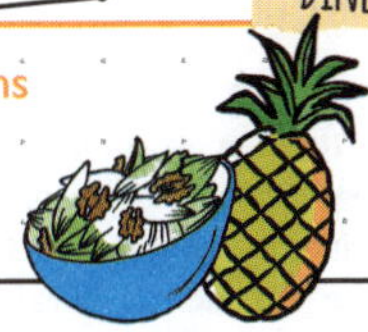

Flan au brocoli et pignons

Disposez dans un plat 600 g de fleurettes de brocoli cuites au préalable 8 min à la vapeur. Mélangez 3 œufs, 20 cl de lait, 4 c. à s. de fécule de maïs, 60 g de parmesan. Salez, poivrez et ajoutez 1 pincée de noix muscade. Versez ensuite sur les brocolis. Décorez de pignons et passez 20 min au four à 180 °C (th. 6).

Mardi

DÉJEUNER

- Parmentier express
- Salade de roquette
- Faisselle au coulis de fraises

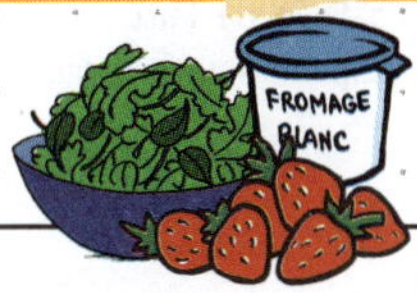

Parmentier express

Écrasez grossièrement à la fourchette 800 g de pommes de terre cuites à l'eau et pelées. Faites revenir dans une poêle avec 2 c. à s. d'huile d'olive : 400 g de steak haché, 1 oignon et 1 gousse d'ail pelés et hachés, 2 tomates coupées en dés. Salez, poivrez et laissez mijoter 10 min. Répartissez la moitié des pommes de terre dans un plat, ajoutez la viande à la tomate, couvrez de pommes de terre. Parsemez de 50 g de comté râpé et faites gratiner 10 min au four.

DÎNER

- Soupe au potiron
- 1 part de fromage de chèvre et de comté
- Cœur de laitue vinaigrette
- Mangue fraîche

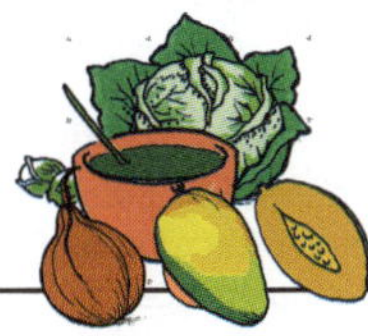

Soupe au potiron

Faites cuire pendant 20 min dans 1 l d'eau : 600 g de chair de potiron coupée en dés, 1 carotte et 1 oignon pelés et coupés, 1 brin de thym. Salez et poivrez. Mixez, et ajoutez 1 c. à s. de crème épaisse au moment de servir.

Mercredi

DÉJEUNER

- Salade de pousses de soja
- Nouilles sautées au bœuf et légumes
- Yaourt au soja et au citron

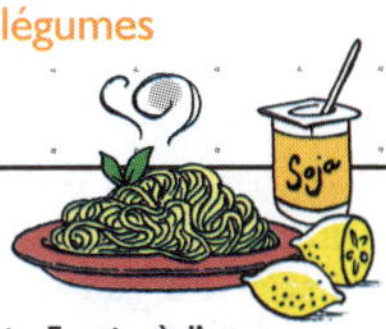

Nouilles sautées au bœuf et légumes

Faites cuire 140 g de nouilles de riz 5 min à l'eau bouillante, puis égouttez-les. Faites sauter dans un wok 150 g de julienne de légumes surgelée et 100 g de carpaccio de bœuf à feu vif, pendant 5 min. Ajoutez les nouilles, de la sauce tamari, de la coriandre fraîche et servez.

DÎNER

- Gratin de poireaux au morbier
- 1 petit-suisse nature
- Compote de poires

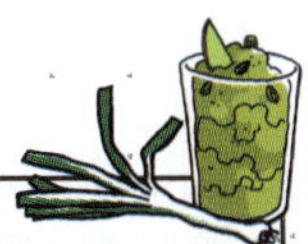

Gratin de poireaux au morbier

Disposez dans un plat 8 blancs de poireaux préalablement cuits 15 min à la vapeur et bien égouttés. Couvrez de fines tranches de morbier (80 g). Portez à ébullition, en remuant, 40 cl de lait, 30 g de fécule de maïs, 1 pincée de piment d'Espelette. Salez, poivrez. Nappez les poireaux de sauce, saupoudrez d'un peu de parmesan et faites cuire 15 min au four à 180 °C (th. 6).

Jeudi

DÉJEUNER

- Salade de crevettes, avocat, jus de citron
- Poulet rôti
- Pommes de terre au four
- Crème à la vanille

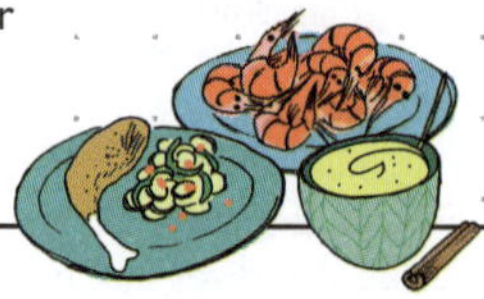

Crème à la vanille

Mélangez dans une casserole 50 cl de lait de riz, 40 g de farine de riz blanche, 30 g de sucre roux. Ajoutez 1 sachet de sucre à la vanille naturelle (sans gluten, à vérifier sur l'étiquette) et portez à ébullition en remuant au fouet. Laissez cuire 1 min, puis versez dans 4 ramequins. Dégustez tiède ou froid !

DÎNER

- Pâtes de maïs aux brocolis
- Salade de mâche aux dés de chèvre
- Raisin

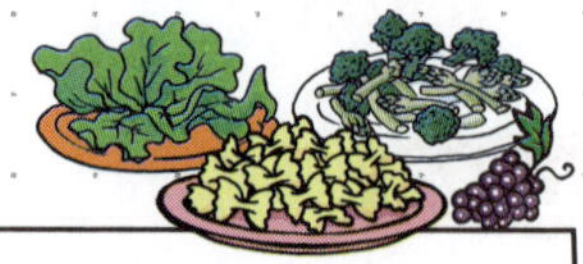

Pâtes de maïs aux brocolis

Faites cuire 200 g de penne de maïs à l'eau bouillante salée, pendant 6 min environ, en les gardant *al dente*. Égouttez-les. Mélangez-les à 400 g de fleurettes de brocoli préalablement cuites à la vapeur. Assaisonnez avec du basilic haché, parsemez enfin de 30 g de pignons grillés, de 2 c. à s. d'huile d'olive et de parmesan râpé.

Vendredi

DÉJEUNER

- Sauté de porc au paprika
- Polenta
- 1 yaourt au citron
- Clémentines

Sauté de porc au paprika

Découpez 500 g de filet mignon en dés. Faites dorer dans une cocotte avec 1 c. à s. d'huile de colza, 1 oignon émincé et 1 c. à c. de paprika. Salez, poivrez, puis ajoutez 2 c. à c. de concentré de tomate et ½ verre de vin blanc. Couvrez et laissez mijoter 20 min.

DÎNER

- Papillote de cabillaud au basilic
- Salade de laitue et tomates cerise
- 2 petits-suisses fruités

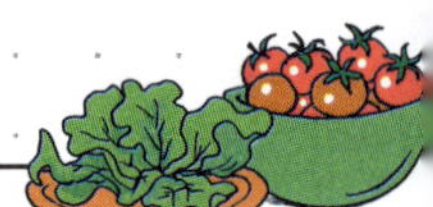

Papillote de cabillaud au basilic

Disposez 4 filets de cabillaud rincés et épongés sur 4 feuilles de papier sulfurisé. Ajoutez du basilic haché, 1 filet d'huile d'olive, du sel et du poivre, puis refermez la papillote. Faites cuire 20 min au four à 180 °C (th. 6).

Samedi

DÉJEUNER

- Brochette de poulet à l'ananas
- Riz thaï
- Camembert
- 1 pomme au four

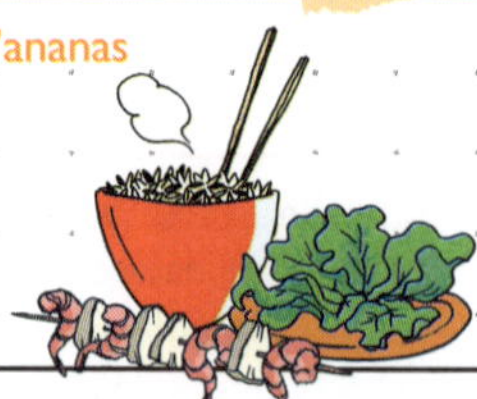

Brochette de poulet à l'ananas

Piquez en alternance sur des piques en bois des dés de poulet, des dés d'ananas frais et des tomates cerise. Arrosez de tamari, poivrez, et saupoudrez d'une pincée de sucre complet. Faites cuire dans une poêle huilée pendant 10 min en retournant plusieurs fois.

DÎNER

- Chèvre frais sur toast
- Salade de mâche à la pomme
- Pomelo

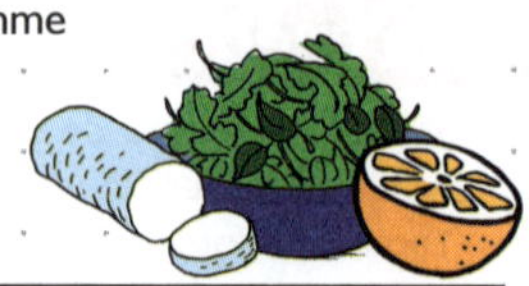

Chèvre frais sur toast

Disposez sur une plaque à pâtisserie 8 fines tranches de pain sans gluten. Ajoutez 1 tranche de tomate et 1 rondelle de chèvre frais sur chaque tranche de pain, des noisettes hachées, du poivre et quelques gouttes d'huile de noix. Passez 5 min sous le gril du four et servez chaud !

Dimanche

DÉJEUNER

- Wok de crevettes à la citronnelle
- Salade de chou blanc
- 1 yaourt au soja et au chocolat

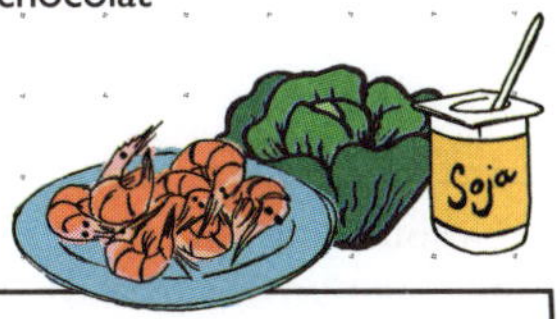

Wok de crevettes à la citronnelle

Faites sauter 500 g de crevettes surgelées décortiquées dans un wok avec 2 c. à s. d'huile de coco, 2 tiges de citronnelle coupées en tronçons et 1 gousse d'ail hachée pendant 5 min. Ajoutez de la coriandre et 30 g de cacahuètes hachées au moment de servir.

DÎNER

- Soupe de carottes
- Risotto au saumon
- Sorbet passion

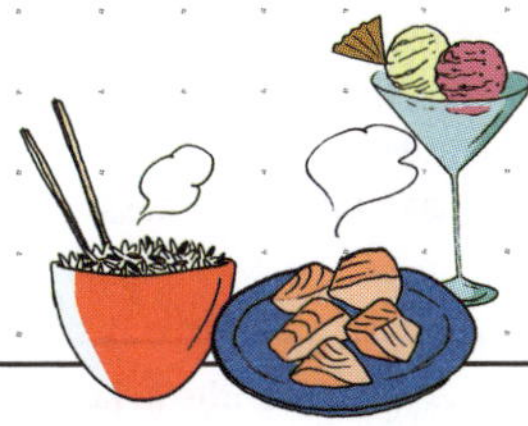

Risotto au saumon

Faites dorer 1 oignon pelé et émincé et 250 g de riz pour risotto dans une cocotte avec 2 c. à s. d'huile d'olive. Salez légèrement, poivrez, ajoutez 1 brin de thym et 1 brin d'aneth. Mouillez avec 60 cl d'eau bouillante. Couvrez et laissez mijoter pendant 18 min. Ajoutez 200 g de saumon fumé émincé et 40 g de parmesan. Mélangez et servez.

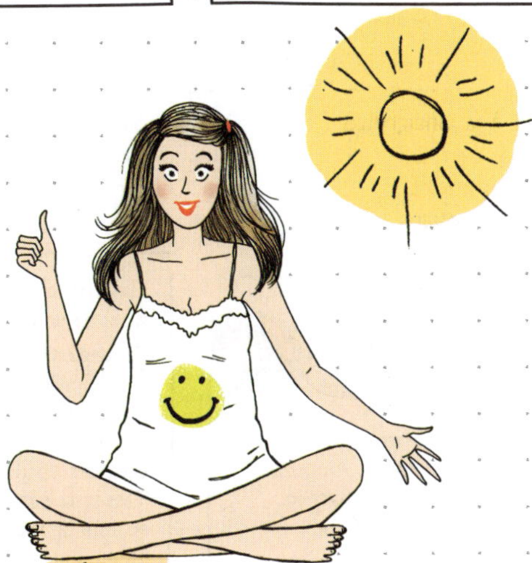

Semaine 2

Lundi

DÉJEUNER

- Escalope de poulet à la moutarde
- Jardinière de légumes
- Munster
- 1 banane

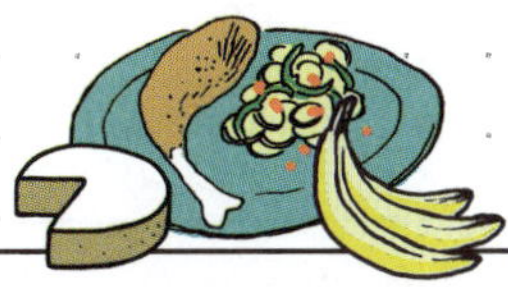

Escalope de poulet à la moutarde

Faites dorer pendant 10 min 4 escalopes de poulet dans une poêle avec 1 c. à s. d'huile d'olive, en les retournant plusieurs fois. Salez et poivrez. Ajoutez 2 c. à s. de moutarde de Dijon et 2 c. à s. de crème fraîche épaisse. Laissez chauffer 2 min et servez.

DÎNER

- Tartine aux aubergines et mozzarella
- Salade de mâche
- 1 yaourt à la framboise

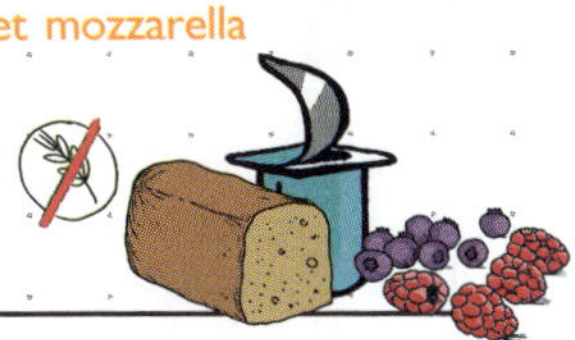

Tartine aux aubergines et mozzarella

Faites griller des tranches d'aubergine (2 ou 3 tranches par personne), dans une poêle légèrement huilée pendant 4 min sur chaque face. Garnissez 4 grandes tranches de pain sans gluten aux graines d'aubergine, couvrez avec de fines tranches de mozzarella. Salez légèrement et poivrez, puis passez 5 min sous le gril du four. Décorez de feuilles de basilic.

Mardi

DÉJEUNER

- Carottes râpées au citron
- Filets de limande à la poêle
- Épinards mijotés
- Fromage blanc à la cassonade

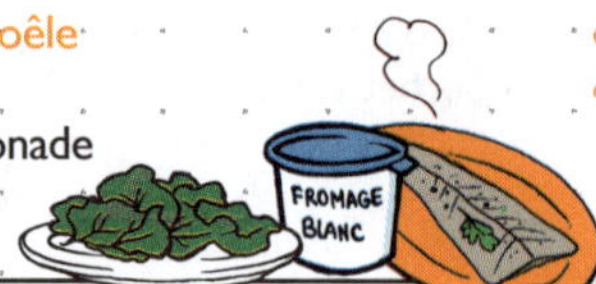

DÎNER

- Taboulé de quinoa aux pignons et à la menthe
- Jambon de Parme et billes de mozzarella
- Salade de pêche, melon, raisin

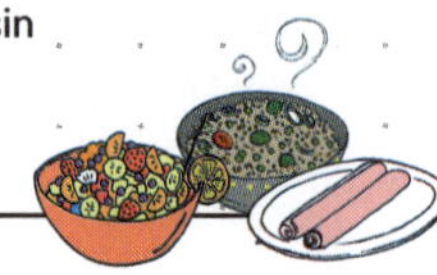

Filets de limande à la poêle

Rincez et épongez délicatement 4 filets de limande. Roulez-les dans de la farine de riz blanche. Secouez pour éliminer le surplus de farine. Faites cuire les filets dans une poêle bien chaude, avec 3 c. à s. d'huile de colza, 3 min sur chaque face. Disposez les filets sur du papier absorbant. Salez et poivrez, puis servez avec du citron.

Taboulé de quinoa aux pignons et à la menthe

Faites cuire 130 g de quinoa à l'eau bouillante salée, pendant 20 min, après l'avoir rincé. Égouttez et laissez tiédir dans un saladier. Ajoutez 1 bouquet de persil plat et 3 tiges de menthe effeuillés et hachés, 40 g de pignons grillés, 2 c. à s. d'huile d'olive, du jus de citron, du sel et du poivre. Mélangez et servez.

Mercredi

DÉJEUNER

- Concombre et betterave à la vinaigrette
- Côte d'agneau grillée
- Purée de carottes à la coriandre
- Faisselle aux coulis de fruits rouges

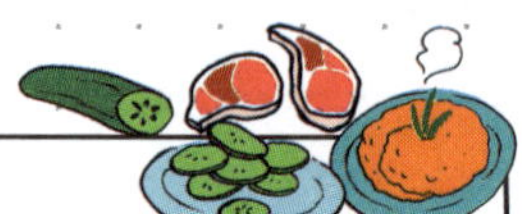

DÎNER

- Salade de crudités
- Tomme de chèvre
- Crumble de quetsches aux amandes

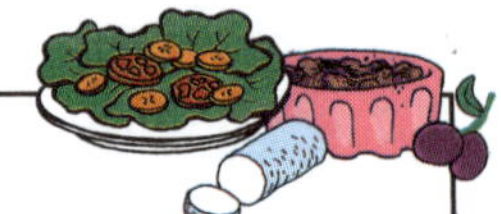

Purée de carottes à la coriandre

Écrasez au presse-purée 800 g de carottes pelées, coupées en rondelles et cuites à la vapeur. Ajoutez 2 c. à s. de lait de coco et de la coriandre hachée. Salez, poivrez et dégustez.

Crumble de quetsches aux amandes

Mélangez 100 g de farine de riz, 30 g de farine de châtaignes, 30 g de poudre d'amandes, 40 g de sucre roux et 60 g de beurre mou pour former une pâte granuleuse. Disposez 700 g de quetsches coupées en deux et dénoyautées dans un plat beurré. Tassez la pâte par-dessus. Faites cuire pendant 25 min au four à 180 °C (th. 6). Dégustez tiède ou froid.

Jeudi

DÉJEUNER

- Salade de riz complet et pomelo au sésame
- Steak haché grillé
- Endives vapeur
- 1 yaourt au soja à la cerise

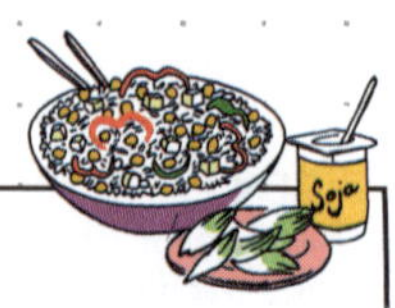

DÎNER

- Soupe au potiron
- Œufs cocotte aux champignons
- Salade verte
- 1 yaourt aux fruits

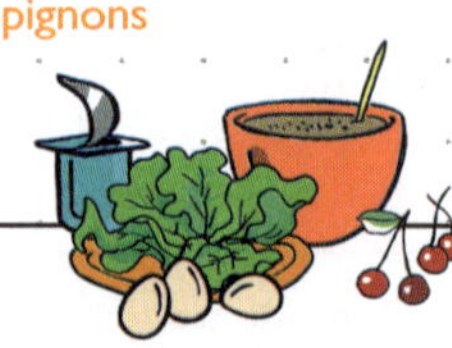

Salade de riz complet et pomelo au sésame

Faites cuire 100 g de riz complet pendant 25 min à l'eau bouillante salée. Égouttez et laissez refroidir dans un saladier. Pelez 1 pomelo et coupez-le en très fines tranches. Mélangez le riz, le pomelo, 25 g de graines de sésame noir, 2 c. à s. d'huile d'olive, 2 c. à s. de vinaigre balsamique. Salez et poivrez.

Œufs cocotte aux champignons

Faites sauter 150 g de champignons lavés et émincés dans très peu d'huile d'olive. Répartissez-les dans 4 ramequins, puis cassez 1 œuf dans chaque ramequin. Salez, poivrez, ajoutez 1 c. à c. de crème épaisse et 1 pincée de gruyère râpé. Faites cuire 5 min au four à 180 °C (th. 6).

Vendredi

DÉJEUNER

- Saumon au piment d'Espelette
- Pommes vapeur
- 1 yaourt brassé
- Quetsches

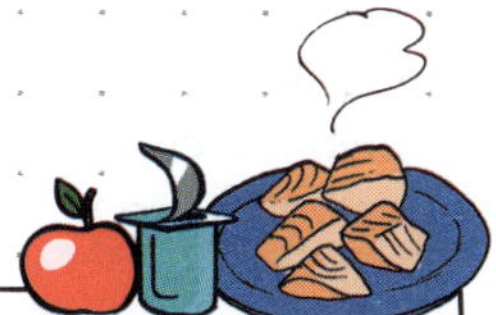

Saumon au piment d'Espelette

Disposez 4 filets de saumon rincés et épongés dans un plat. Salez, poivrez, saupoudrez de piment d'Espelette. Faites cuire 20 min au four à 210 °C (th. 7).

DÎNER

- Blinis au sarrasin
- Truite fumée, fromage blanc à la ciboulette
- Salade de mâche
- Compote pomme-abricot

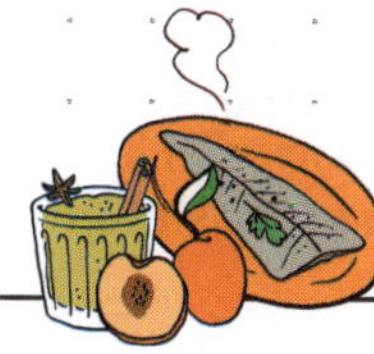

Blinis au sarrasin

Mélangez 150 g de farine de sarrasin, 40 g de farine de riz blanche, 2 œufs, ½ sachet de levure (sans gluten) et 30 cl de lait. Faites cuire les blinis dans une petite poêle légèrement huilée.

Samedi

DÉJEUNER

- Salade de melon, roquette et figues
- Poulet rôti au four
- Haricots verts
- Fromage blanc au miel

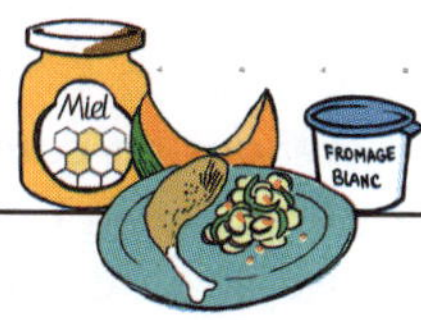

Salade de melon, roquette et figues

À l'aide d'une cuillère parisienne, prélevez des billes dans 1 melon, en éliminant les graines. Coupez 4 figues en quartiers. Dans chaque assiette, disposez de la roquette, ajoutez par-dessus des billes de melon et les quartiers de figue. Assaisonnez de vinaigre balsamique et d'huile d'olive, salez et poivrez.

DÎNER

- Soupe à la tomate
- Club sandwich au munster
- Compote pomme-rhubarbe

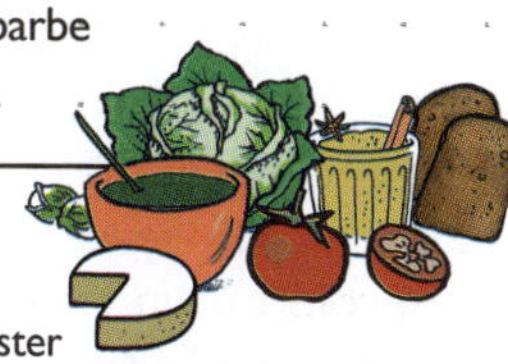

Club sandwich au munster

Découpez 120 g de munster en fines tranches. Coupez en triangles 12 tranches de pain de mie sans gluten. Composez 8 sandwichs (avec 3 demi-tranches de pain), en les garnissant de munster, de salade iceberg, de cornichons et d'oignons rouges pelés et émincés.

Dimanche

DÉJEUNER

- Rouleau de printemps aux crevettes
- Riz sauté aux courgettes
- 1 yaourt à la cassonade

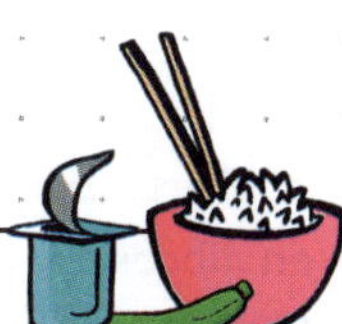

Rouleau de printemps aux crevettes

Faites tremper 30 g de vermicelles de riz dans un bol d'eau tiède pendant 5 min, puis égouttez-les. Humidifiez légèrement 4 galettes de riz, puis garnissez-les de crevettes cuites décortiquées, de germes de soja, de vermicelles de riz, de menthe et de coriandre hachées. Servez avec la sauce pour nems (qui ne contient pas de gluten).

DÎNER

- Salade de millet au thon
- 1 yaourt au citron
- 1 madeleine sans gluten

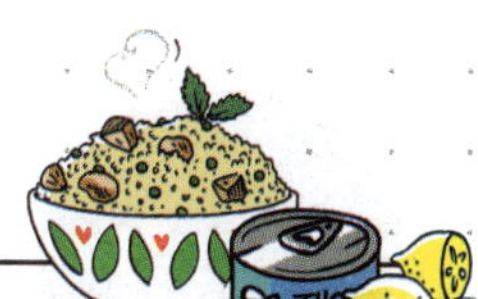

Salade de millet au thon

Faites cuire 120 g de millet à l'eau bouillante salée pendant 15 min, puis égouttez-le. Laissez refroidir dans un saladier. Ajoutez ensuite 2 tomates coupées en dés, 1 boîte de thon au naturel (200 g), ½ concombre pelé et coupé en dés, 2 oignons nouveaux émincés, 1 c. à s. de graines de courge. Salez et poivrez, puis assaisonnez avec 2 c. à s. d'huile d'olive et 2 c. à s. de vinaigre de noix.

Mes aliments chouchous

Riz, maïs, pommes de terre et lentilles… ce sont les basiques garantis « sans gluten », faciles à cuisiner, à avoir toujours sous la main ! On les adore car, en plus, ils sont très économiques, ce qui n'est pas toujours le cas des produits estampillés « sans gluten ».

Les **proportions** des recettes présentées dans cette partie **sont destinées à 4 personnes** (sauf précision contraire).

Incontournable : le riz

Exit, le riz incollable et insipide… Optez pour les riz basmati, thaï ou vietnamien, aux grains fins et au parfum délicat. Vous en trouverez de délicieuses variétés dans n'importe quelle grande surface. N'hésitez pas à aller visiter également les rayons des boutiques asiatiques.

Carte d'identité

- 100 g de riz cuit = 100 kcal
- Ne contient jamais de gluten
- Intéressant pour ses vitamines du groupe B
- Contient peu de fibres (sauf s'il est complet)
- Index glycémique élevé

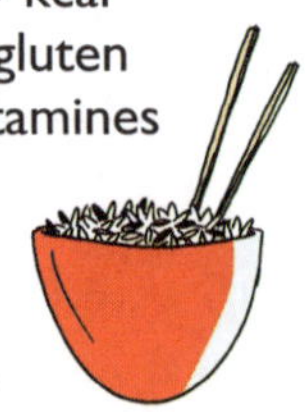

Comment le préparer ?

Il y a de multiples façons de cuisiner le riz, mais retenons-en deux…

- **Façon classique** : dans 1,5 fois son volume d'eau non salée (pour 2 personnes : 1 verre de riz et 1,5 verre d'eau). Couvrez et laissez cuire à feu doux (12 à 15 min), dans une casserole ou un rice-coocker.
- **Façon pilaf** : faites dorer les grains 2 min avec 1 c. à s. d'huile d'olive, puis versez dessus 1,5 volume d'eau bouillante, salez, poivrez. Couvrez et laissez cuire à feu doux 12 à 15 min.

Recette express du riz au curcuma

Faites dorer 1 verre de riz basmati avec 1 oignon émincé dans 1 c. à s. d'huile d'olive. Ajoutez 1 c. à c. de curcuma, quelques raisins secs et noix de cajou, sel, poivre. Versez 1,5 verre d'eau chaude, couvrez, laissez cuire 12 min.

Mon nouvel allié : le rice-cooker !

Un investissement très raisonnable au vu des services rendus : le rice-cooker s'arrête automatiquement dès que le riz est cuit et le garde au chaud… Optez pour un appareil de contenance adaptée à vos besoins : 1,5 litre pour 1 à 2 personnes, 3 litres pour les riz-party entre amis.

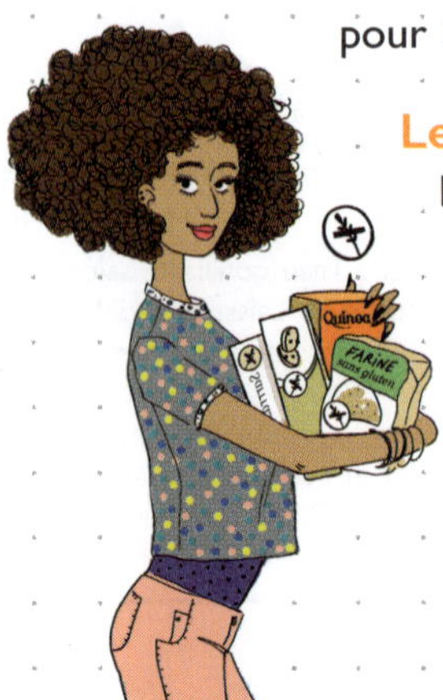

Le riz brun ou complet, c'est mieux ?

Plus naturel, plus riche en fibres et en minéraux, le riz complet est plus intéressant pour la santé. Mais il est plus long à cuire (25 minutes au lieu de 12 pour le riz basmati), et sa texture et son goût sont très différents. La bonne idée : alterner les deux types de riz, car ils ont des vertus complémentaires. Et si vous êtes ballonnée, le riz blanc est plus indiqué.

Multiforme : le maïs

Le maïs et ses nombreux dérivés (fécule, polenta...) peuvent remplacer le blé sans aucun problème :

- La farine de maïs (jaune) et la fécule (Maïzena®) s'utilisent pour réaliser les gâteaux, les sauces, les crèmes ;
- Les pâtes de maïs se cuisinent exactement comme des pâtes de blé ;
- La polenta, ultra simple à cuisiner (cuite en 5 minutes), deviendra vite un de vos basiques ;
- Le maïs en boîte, que vous connaissez déjà, reste très pratique pour les salades composées.

Carte d'identité

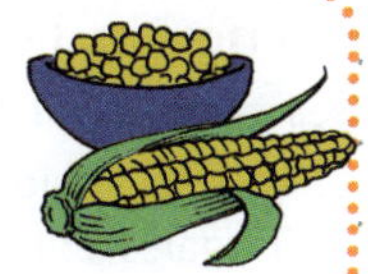

- 100 g de polenta = 100 kcal
- 100 g de maïs doux en boîte = 100 kcal
- Ne contient jamais de gluten
- Source de carotènes, substances anti-vieillissement
- Source de fibres

La fécule de maïs : au début, ça surprend...

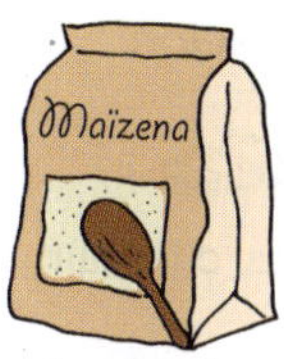

La fécule de maïs présente une texture différente (ultra fine) de la farine de blé et donne une pâte (à gâteau, à crêpes, à beignets...) qui semble « crisser » sous la spatule... On a l'impression que cela manque de liant ! Mais, à la cuisson, tout s'arrange : les crèmes et béchamel seront parfaites (lisses et sans grumeaux), et les pâtes à gâteau plus légères qu'avec une farine de blé.

On l'adopte très vite car :

- Elle cuit en 1 minute (béchamel...).
- On en met moins, donc les recettes sont plus light !

Les bonnes proportions

- La fécule de maïs épaissit davantage que la farine : 35 à 40 g pour 50 cl de lait (pour une béchamel, une crème pâtissière), ça suffit !
- Dans un gâteau (cake, gâteau au yaourt...), réduisez la quantité de 20 % par rapport à la farine de blé.

Le maïs en boîte : légume ou féculent ?

Même s'il semble léger, le maïs est aussi calorique que le riz ou la pomme de terre. Il reste donc bien dans la catégorie « féculents », qu'il soit consommé en salade, chaud, en accompagnement ou en soupe.

Recette pour l'apéro : petits canapés de polenta

Versez 250 g de polenta dans 1,25 litre d'eau bouillante salée et laissez cuire 5 min, en remuant. Transvasez dans un plat et étalez-en une fine couche sur une planche à découper. Laissez refroidir et découpez à l'emporte-pièce. Garnissez les canapés de polenta de rondelles de tomate, mozzarella et basilic, jambon cru et roquette, ou encore de tapenade maison.

Simple et basique : la pomme de terre

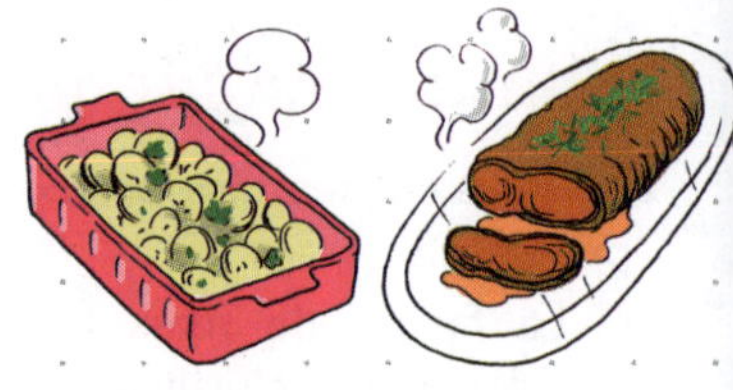

La pomme de terre est très utile pour diversifier vos menus puisqu'elle se prépare de mille et une façons.

Comment la préparer ?

Ses qualités nutritionnelles varient selon la préparation…

- **Le top** : cuite à la vapeur avec sa peau. Son index glycémique est bas : elle rassasie et évite les fringales entre les repas et une bonne partie de la vitamine C qu'elle contient est préservée (anti-vieillissement). À assaisonner avec une noisette de beurre ou un filet d'huile d'olive.
- **Le flop** : en purée ! Son index glycémique monte, elle rassasie moins longtemps, et elle est souvent riche en beurre ou en crème.
- **Entre les deux** : la pomme de terre au four, ce genre de cuisson longue détruit en effet la vitamine C. Quant aux frites et pommes sautées, leur apport calorique étant deux à trois fois plus élevé, il vaut mieux ne les consommer qu'une fois par semaine maximum !

Carte d'identité

- 100 g de pomme de terre = 100 kcal
- Source de vitamine C, de fibres
- Ne contient jamais de gluten sauf préparations industrielles
- Index glycémique très variable selon la préparation

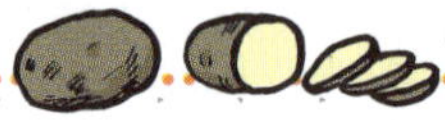

La bonne variété…

Toutes les pommes de terre n'ont pas le même usage en cuisine, donc ne faites pas d'impair dans vos choix… au risque d'être déçue du résultat !

- Purée, frites et soupe : choisissez la variété bintje, qui est idéale car elle est farineuse et se défait bien.
- Salade, vapeur, pommes sautées : optez pour les variétés à chair fondante (roseval, agata, amandine…).
- Les pommes de terre à chair ferme (juliette, ratte, vitelotte) sont parfaites pour les salades.

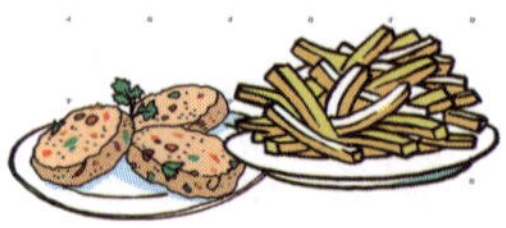

La fécule de pomme de terre : la farine des grands-mères

On utilisait beaucoup la fécule de pomme de terre autrefois, elle revient en force aujourd'hui grâce à la vogue du « sans gluten ». Elle s'utilise comme la fécule de maïs, en particulier pour réaliser la crème pâtissière et la béchamel.

Comment la conserver ?

N'oubliez pas que la pomme de terre est un produit vivant, donc moins facile à conserver que les pâtes ou le riz. Achetez les pommes de terre en quantité adaptée à vos besoins et placez-les dans un endroit aéré et pas trop lumineux. Dès que les pommes de terre germent, ou que leur peau verdit, elles deviennent toxiques, donc jetez-les !

Écrasé de pommes de terre bicolore

Faites cuire à l'eau salée pendant 20 min des pommes de terre à chair violette (vitelotte) et à chair blanche (agata), environ 250 g par personne. Écrasez la chair des pommes de terre à la fourchette après les avoir pelées, sans trop mélanger. Salez, poivrez, puis ajoutez 1 noix de beurre avant de déguster !

Attention, traces de gluten possibles dans…

- Les chips ;
- Les frites surgelées ;
- Les galettes et les croquettes de pommes de terre (surgelées ou traiteur).

Injustement oubliés : les lentilles et haricots

Nous n'en mangeons pas assez, ils sont pourtant excellents pour la santé ! Dépourvus de gluten, les haricots, fèves et autres pois sont à intégrer dans vos menus plusieurs fois par semaine. Lorsque vous êtes pressée, optez pour des conserves de flageolets, lentilles ou pois chiches, mais choisissez-les toujours au naturel pour limiter les ajouts et éviter la présence de gluten.

Les lentilles vertes et les lentilles corail en paquets carton cuisent en moins de 20 minutes, tout comme les pois cassés. Les surgelés conviennent également (toujours au naturel) : flageolets, fèves…

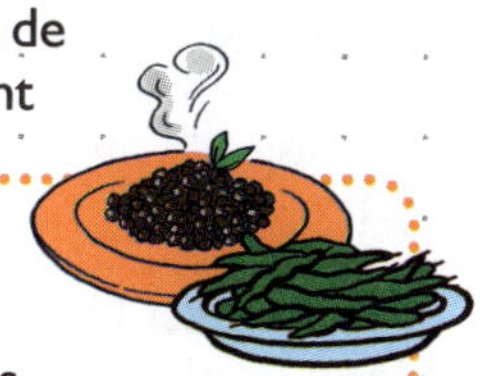

Indispensables aux veggies

Associées au riz ou au maïs, les légumineuses remplacent la viande et permettent de couvrir facilement nos besoins en protéines. Un plat de riz agrémenté de pois chiches, une soupe indienne de riz et lentilles ou une salade de maïs et haricots rouges vous dispensent donc de consommer un steak au cours de ce repas.

Carte d'identité

- 100 g de lentilles, haricots, pois chiches = 100 kcal
- Sources de protéines végétales, de calcium
- Ne contiennent jamais de gluten
- Riches en fibres
- Index glycémique bas

Moi, les légumineuses, ça me ballonne !

Riches en fibres et en glucides peu digestibles, les légumineuses peuvent provoquer des sensations digestives peu agréables : ventre qui gonfle, douleurs…

Quelques solutions pour mieux les tolérer…

- Optez pour les lentilles corail : elles contiennent moins de fibres et sont plus digestes.
- Associez les haricots rouges au riz blanc.
- Limitez les quantités à 2 cuillerées à soupe, mais consommez-en 2 à 3 fois par semaine pour habituer votre flore intestinale à ce type d'aliment.
- Ajoutez pendant la cuisson des graines de coriandre qui facilitent la digestion.

Houmous maison

Mixez 300 g de pois chiches en conserve, rincés et bien égouttés, 1 gousse d'ail pelée, 40 g de graines de sésame doré, 1 petit-suisse, 1 c. à s. d'huile d'olive, du sel et du poivre, 1 pincée de cumin. Servez avec du pain sans gluten grillé.

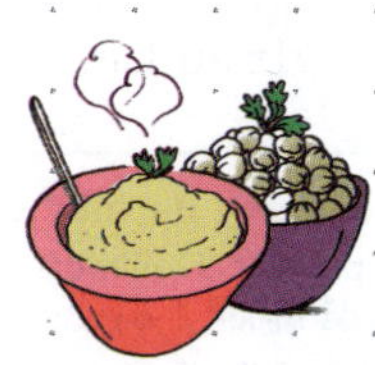

Les autres aliments à découvrir

Pour changer du riz blanc et complet, du maïs en grains et des lentilles… Partez à la découverte d'un monde végétal sans gluten et gourmand ! Quinoa, millet, sarrasin, châtaigne ou coco… il existe nombre de céréales et féculents riches en minéraux, en fibres et en antioxydants, particulièrement utiles à votre santé ! Ils sont à utiliser en remplacement des pâtes de blé, mais aussi sous forme de farine, pour confectionner les gâteaux, crêpes, sauce Béchamel et autres crèmes desserts…

Méconnu : le millet

Carte d'identité

- 100 g de millet cuit = 100 kcal
- Contient des carotènes (antioxydants)
- Très digeste, sa saveur est douce

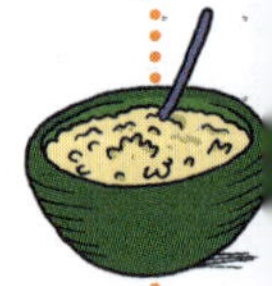

Le millet est très consommé en Chine et en Afrique, alors que, chez nous, il commence à peine à devenir « tendance ». C'est une délicieuse petite graine jaune pâle, dont la saveur très douce s'adapte aux plats salés comme aux desserts. Sa farine permet de réaliser des gâteaux et des crêpes si vous l'associez à de la farine de riz ou à de la fécule de maïs.

Comment le préparer ?

Le millet se cuit comme le riz :

- À l'eau salée, à feu doux, en le surveillant pour éviter qu'il s'écrase (15 min en moyenne). Égouttez-le, puis assaisonnez avec la sauce ou les condiments de votre choix.
- En version pilaf, doré à l'huile d'olive, puis couvert de 1,5 fois son volume d'eau bouillante salée. Laissez mijoter 15 min à feu doux. Ajoutez de l'eau en cours de cuisson si besoin.

L'imagination au pouvoir !

Sa saveur douce est vraiment facile à marier…

- Une fois refroidi, le millet est parfait pour les salades composées : avec concombre, tomate, radis, salade, avocat, mozzarella, feta…
- Vive les boulettes ! Une fois le millet cuit et froid, ajoutez-y un œuf, du persil, des champignons hachés, du comté… Façonnez des boulettes et faites-les revenir dans une poêle huilée.
- Cuit dans du lait vanillé, il devient la base d'un délicieux entremets, à consommer tiède ou froid, comme le riz au lait.

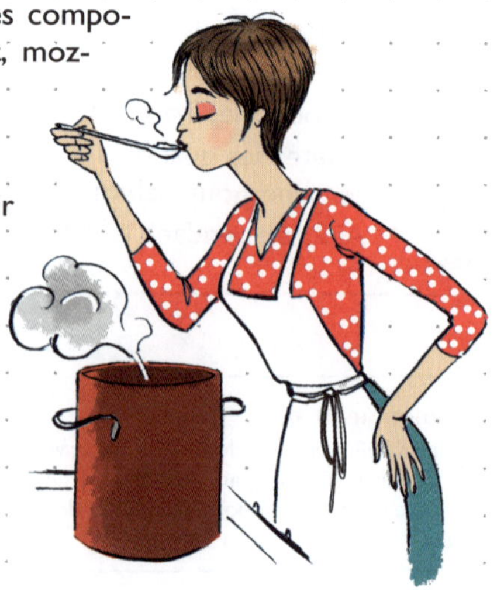

Soupe cocooning de millet au potiron

Faites cuire pendant 30 min dans une cocotte remplie de 50 cl d'eau 100 g de millet, 1 oignon et 1 poireau émincés finement et 1 tranche de potiron coupée en petits cube. Salez, poivrez et ajoutez du persil haché au moment de servir.

Je gagne du temps

Placez le millet cuit dans une boîte hermétique et mettez-le au frais (conservation : 3 jours maximum). Pour le réchauffer, vous avez deux options : soit vous le mettez 1 minute au micro-ondes, soit vous le faites sauter dans une poêle huilée. Servez ensuite avec du fromage râpé, un coulis de tomates ou des légumes mijotés (ratatouille...).

Petite graine chic et choc : le quinoa

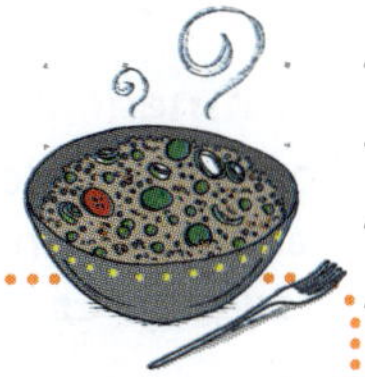

Le quinoa n'est pas une céréale, mais une plante de la famille de l'épinard, dont on consomme les graines. Il ne contient pas de gluten à l'état naturel, mais parfois des traces, ce qui ne pose pas de problème dans un régime de réduction du gluten. Dans le cas d'un régime strict, optez pour les marques ayant le logo « sans gluten ».

Carte d'identité

- 100 g de quinoa cuit = 100 kcal
- Source de magnésium et de fer
- Riche en fibres
- Apporte des antioxydants

Comment le préparer ?

Il est indispensable de rincer le quinoa sous l'eau courante avant de le cuire, car il contient de la saponine, une substance naturellement très amère. Veillez à le faire cuire, par ailleurs, dans au moins 4 fois son volume d'eau bouillante salée.

Le quinoa tout prêt... J'achète ou pas ?

Lisez bien l'étiquette : s'il s'agit de quinoa nature, aucun problème. En revanche, attention aux mélanges malheureux : quinoa + boulgour, quinoa + épeautre, quinoa + orge... Gluten en vue !

Quinoa rouge, quinoa blond...

Ils ont pratiquement le même profil nutritionnel, le quinoa rouge étant simplement un peu plus riche en antioxydants. Vous pouvez mélanger les deux, ce qui donnera de la couleur à vos plats.

Le quinoa se marie bien avec :

- Les autres céréales (comme le riz) ;
- Les légumes : comme la julienne de légumes surgelée ou fraîche, les courgettes sautées, les champignons émincés, les petits pois et fèves.

Assaisonnez-le de coulis de tomates au basilic, d'huile d'olive, de citron, de graines de sésame, de lait de coco et de curry...

Petite salade pour déjeuner au bureau (pour 1 personne)

Faites cuire à l'eau 70 g de quinoa après l'avoir rincé (20 min). Égouttez, laissez refroidir. Ajoutez 1 petite betterave et 1 tomate coupées en dés, 1 oignon nouveau émincé et 1 petite boîte de thon au naturel égoutté. Assaisonnez le tout avec 1 c. à s. d'huile d'olive, 1 c. à s. de vinaigre de noix, du sel, du poivre et des graines de tournesol grillées.

Antioxydants : les riz rouge et noir

Voilà deux variétés de riz qui mettent de la couleur dans l'assiette : on les adopte ! Il s'agit de variétés asiatiques, naturellement colorées par des pigments végétaux. Ces pigments sont concentrés en antioxydants qui protègent du vieillissement. Ce sont des riz complets, donc très bien pourvus en fibres.

Comment les préparer ?

Ces riz complets cuisent environ 30 min à l'eau légèrement salée (comme un riz complet classique). Égouttez et assaisonnez à votre goût.

Carte d'identité

- 100 g de riz noir ou rouge = 100 kcal
- Riches en fibres
- Index glycémique bas
- Apportent des antioxydants

Les bonnes associations

Le riz noir est une céréale de caractère : sa saveur légèrement grillée est très originale.

- Il est délicieux nature avec du sésame blanc et un filet d'huile de noix.
- Il se marie bien aux légumes : carottes, poireaux, roquette hachée…
- Il accompagne à merveille le saumon, les volailles et le tofu.

Le riz rouge est plus doux :

- Associez-le aux curries de légumes ou de poulet.
- Il accompagne merveilleusement des légumes farcis.
- C'est un ingrédient « pratique » pour les salades composées (avec melon, épinards, pomme…).

Les légumes-racines : patate douce, igname, panais...

Les racines sont aussi des féculents, qui apportent autant de glucides et de calories que les céréales.

La patate douce

Elle se cuisine comme la pomme de terre : à l'eau, à la vapeur, au four ou sautée. Pensez aussi aux purées, et aux frites de patates douces qui sont un régal (épongez-les bien pour éliminer une partie de l'huile).

Carte d'identité

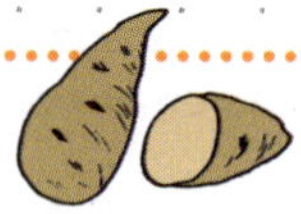

- 100 g de patate douce = 90 kcal
- Riche en carotènes (antioxydants)
- Source de potassium (diurétique)

L'igname

Il est également délicieux, et pas trop compliqué à préparer. Pelez l'igname, et plongez aussitôt les morceaux dans de l'eau mélangée à du jus de citron (sinon sa chair devient marron). Faites cuire à l'eau citronnée et salée. Servez comme des pommes de terre, avec un filet d'huile ou en purée.

Carte d'identité

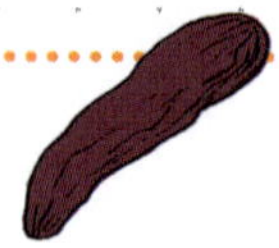

- 100 g d'igname = 120 kcal
- Riche en fibres
- Concentré en glucides

Le panais

Il se cuisine comme la carotte : à la vapeur, en soupe, mijoté. Il faut le goûter, car sa saveur est réellement délicieuse, rappelant la noisette.

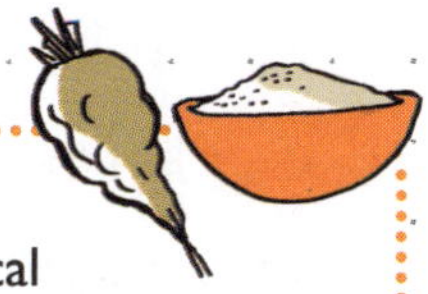

Carte d'identité

- 100 g de panais = 75 kcal
- Très riche en fibres
- Bonne source de magnésium

Nutritive et délicieuse : la châtaigne

Non, la châtaigne ne sert pas juste à accompagner la dinde de Noël ! Délicieux et aux qualités nutritionnelles incontestables, ce féculent est pratique pour diversifier les menus, surtout en hiver. Pensez-y si vous êtes sportive, la châtaigne est parfaite pour bien récupérer après une activité physique : elle vous aide à renouveler vos réserves de glycogène musculaire.

Carte d'identité

- 100 g de châtaignes cuites = 140 kcal
- Riche en potassium, en fer
- Concentrée en glucides
- Source de fibres

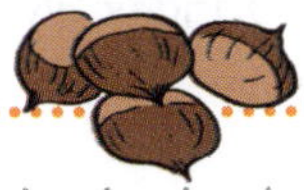

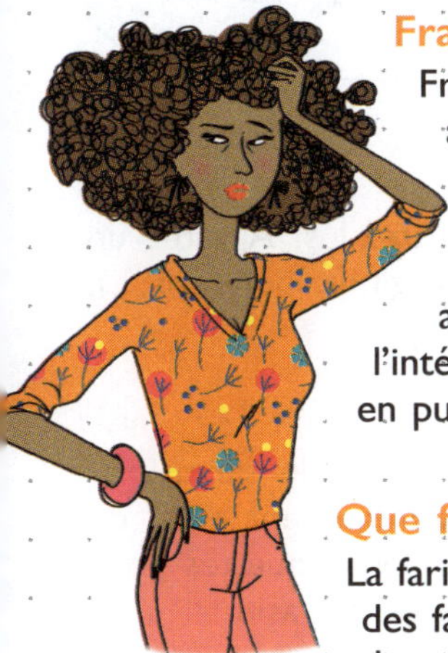

Fraîche, en bocal ou surgelée ?

Fraîche, elle marque l'arrivée de l'automne. Il suffit de la faire griller au four ou à la poêle pour se replonger en enfance, au coin du feu. Mais… elle est un peu longue à cuire et à peler !

Donc, au quotidien, optez pour la châtaigne en bocal ou surgelée, plus facile à préparer. Elle est délicieuse à peine réchauffée pour accompagner un filet mignon ou une pintade au four. Pensez aussi à l'intégrer dans les potages à la place de la pomme de terre et à la servir en purée (maison ou en conserve).

Que faire avec sa farine ?

La farine de châtaignes a une saveur assez typée, n'hésitez pas à l'associer à des farines plus neutres : farine de riz, de maïs, ou de millet (à part égale) dans les gâteaux, les gaufres, les crêpes. Elle se conserve bien emballée dans un sachet hermétique et de préférence au frais (à consommer dans le mois qui suit l'ouverture).

Crêpes à la compote de pommes

Mélangez 100 g de farine de châtaignes, 100 g de farine de riz, 40 g de sucre, 2 œufs et 35 cl de lait de riz. Faites cuire les crêpes dans une poêle huilée. Garnissez de compote de pommes vanillée.

Je craque ou pas pour la crème de marrons ?

Aucun risque d'y croiser une once de gluten… Donc, on se laisse tenter ! Mais sachez qu'elle est aussi sucrée et aussi calorique que la confiture (1 c. à s. = 75 kcal) !

Riche en micronutriments : le sarrasin

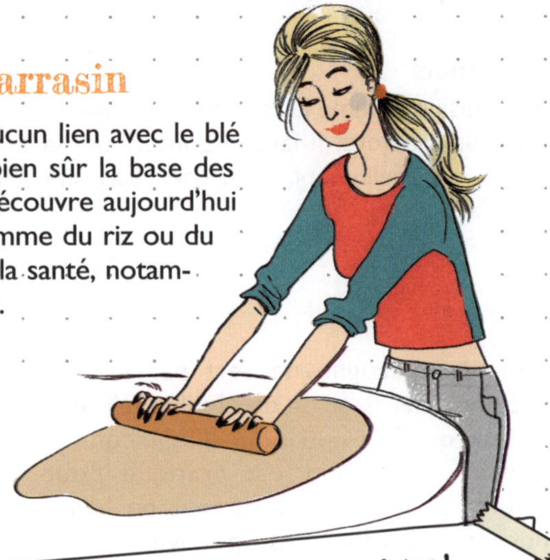

On l'appelle également « blé noir », mais il n'a aucun lien avec le blé et ne contient pas de gluten. Le sarrasin, c'est bien sûr la base des galettes bretonnes, mais pas seulement ! On le découvre aujourd'hui à déguster sous forme de graines, à préparer comme du riz ou du millet. Le sarrasin est une graine excellente pour la santé, notamment pour son apport en substances anti-cancer.

Carte d'identité

- 100 g de sarrasin cuit = 100 kcal
- Source de fibres
- Apporte du cuivre et du magnésium
- Index glycémique bas

Attention... présence possible de gluten !
Si le sarrasin ne contient pas de gluten, son parcours de production croise souvent celui du blé (machines agricoles, lieux de stockage...). Vous verrez donc souvent sur les paquets de graines ou de farine la mention : « Peut contenir du gluten », qui ne pose aucun problème dans un régime large, mais impose l'éviction du produit dans un régime strict.

Sarrasin ou kasha, comment le préparer ?

Grillées, les graines de sarrasin se nomment « kasha ». Elles prennent une saveur corsée, comme torréfiée. Kasha et sarrasin se préparent de la même façon. Faites-les cuire à l'eau salée, puis égouttez-les. Ajoutez un peu d'huile d'olive, des légumes cuits (courgettes, champignons, aubergines, poivrons...), ou utilisez-les comme base de salades composées.

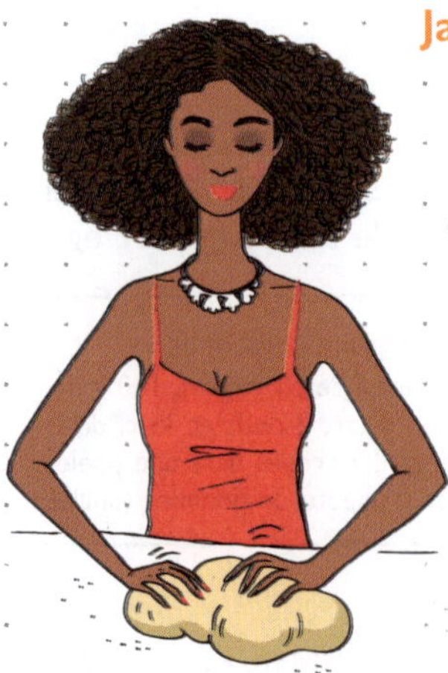

Jamais sans mes sobas !

Ces pâtes japonaises sont effectivement à base de sarrasin... Hélas, pratiquement toutes les marques contiennent aussi du blé ! Regardez donc toujours attentivement les étiquettes pour dénicher la perle rare qui contiendra 100 % de sarrasin.

Sarrasin au thon et tomates

Faites cuire 250 g de graines de sarrasin à l'eau bouillante salée pendant environ 15 min, puis égouttez-les. Faites réduire 1 boîte de tomates pelées concassées à feu vif avec 1 gousse d'ail pelée et 1 c. à s. d'huile d'olive. Versez sur le sarrasin chaud et mélangez. Ajoutez 1 boîte de thon égoutté et émietté, et des feuilles de coriandre.

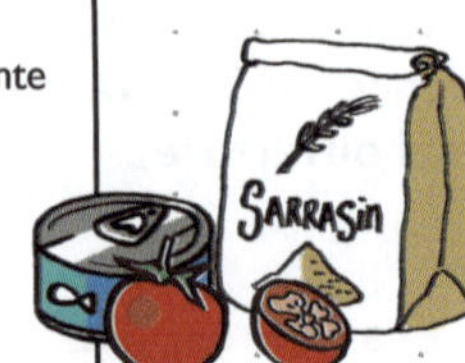

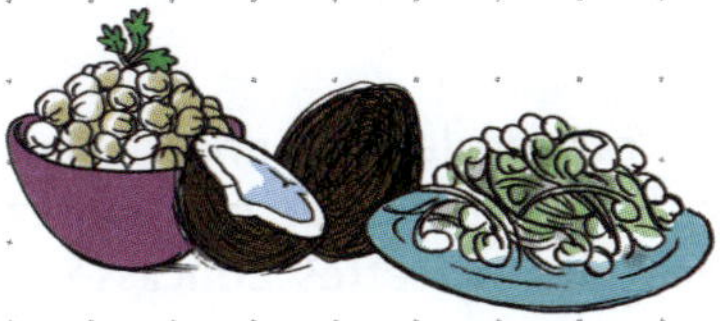

Tendance : les farines de soja, pois chiches et coco

Vous trouverez de nombreuses farines sans gluten dans les rayons bio, n'hésitez pas à les tester. Elles vous permettent de varier les saveurs et les textures !

La farine de soja

Elle est particulièrement riche en protéines, elle est intéressante pour améliorer la qualité nutritionnelle de la farine de riz. Elle a un goût prononcé, donc mélangez-la à une farine plus neutre (maïs, riz).

Carte d'identité

- 100 g de farine de soja = 450 kcal
- Très riche en protéines
- Source intéressante de fibres et d'acides aminés

La farine de pois chiches

Elle est indispensable pour réaliser des recettes du midi : gâteaux moelleux ou croquants comme la *ghribia* tunisienne. On peut aussi l'intégrer dans les pâtes à crêpes et les galettes de céréales.

Carte d'identité

- 100 g de farine de pois chiches = 385 kcal
- Riche en fer et en zinc

La nouvelle farine très « in » : la farine de coco

Riche en fibres, elle a une saveur légèrement fruitée vraiment incomparable !

Carte d'identité

- 100 g de farine de coco : 200 kcal
- Très riche en fibres
- Contient des antioxydants
- Bien pourvue en protéines

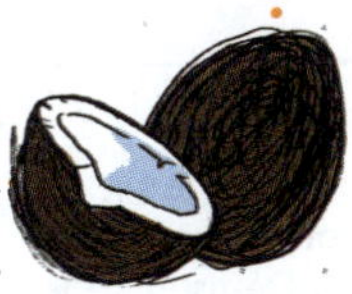

Le truc pour bien utiliser ces farines

Mélangez-les ! Pour réussir un gâteau, un pain ou une bonne pâte à crêpes, réalisez votre mix personnel, en associant deux ou trois farines, et en gardant une base de farine de riz ou de fécule de maïs, pour donner de la texture.

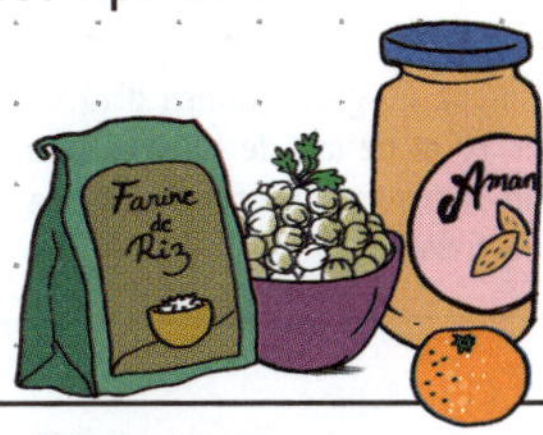

Gâteau à la farine de pois chiches

Mélangez 100 g de farine de pois chiches, 100 g de farine de riz complet, 50 g de sucre roux, 2 œufs, 3 c. à s. de purée d'amandes, 3 c. à s. d'huile d'olive, 1 sachet de levure (sans gluten) et le jus d'1 orange. Versez le tout dans un moule et faites cuire 25 min au four à 150 °C (th. 5).

Les mélanges pour gâteaux et pains

Ils sont pratiques pour préparer vos pains et gâteaux maison, car idéalement dosés. Mais leur saveur est standardisée, donc n'hésitez pas à les enrichir d'une touche perso : ajoutez des graines de tournesol, de sésame, de la poudre d'amandes, des noisettes concassées, des olives… Et alternez avec des mix maison.

Concentrée en protéines : l'amarante

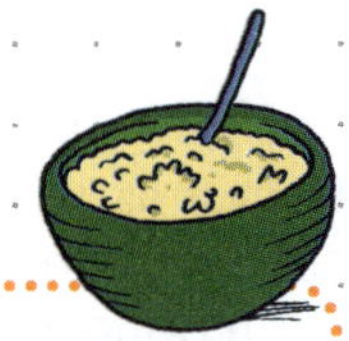

C'est une minuscule graine riche en protéines et d'excellente qualité nutritionnelle, idéale pour les végétariennes. Elle apporte également des minéraux en grande quantité (magnésium, fer…), et sa richesse en fibres stimule le transit. Elle est enfin riche en antioxydants !

Carte d'identité

- 100 g d'amarante cuite = 90 kcal
- Source de fibres
- Apporte des antioxydants

Comment la préparer ?

- L'amarante doit être passée à l'eau avant cuisson, comme le quinoa.
- Elle cuit en 20 min dans 2 à 3 fois son volume d'eau salée ou dans du lait végétal.
- Sa texture est légèrement gluante, elle est donc parfaite pour les potages, les clafoutis, les entremets.
- Vous pouvez également l'associer à une céréale, (riz, millet…) ou à des légumes cuits.
- La farine d'amarante s'utilise en association avec d'autres farines (riz, maïs…) dans les pains et gâteaux.

Crème noisette à l'amarante

Rincez 60 g de graines d'amarante, puis faites-les cuire dans 10 cl de lait de riz et 10 cl de lait de noisette pendant 15 min, à feu doux. Ajoutez 1 sachet de sucre vanillé et 1 c. à s. de sucre roux en fin de cuisson. Dégustez tiède ou froid.

Attention ! Les graines d'amarante sont vraiment minuscules, elles passent très facilement à travers les passoires classiques. Utilisez donc une passoire ultra fine, ou garnissez la vôtre d'un torchon propre.

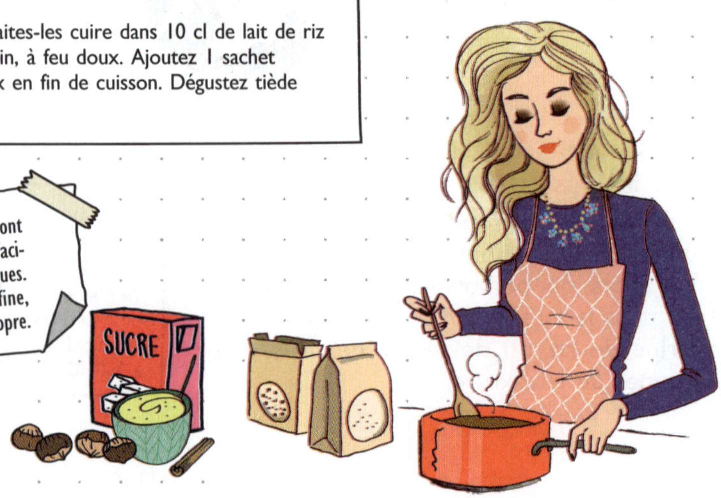

Le teff

Voilà une graine africaine à découvrir ! Comme l'amarante, elle est minuscule et vous la trouverez facilement sous forme de farine dans les boutiques bio. D'excellente qualité nutritionnelle (concentrée en protéines, en minéraux et en antioxydants), elle enrichit utilement la farine de riz dans les pains et gâteaux.

Comment le préparer ?

Sa saveur est douce, elle est idéale pour les desserts : crêpes, gaufres…

Carte d'identité

- 100 g d'amarante cuite = 90 kcal
- Source de fibres
- Apporte des antioxydants

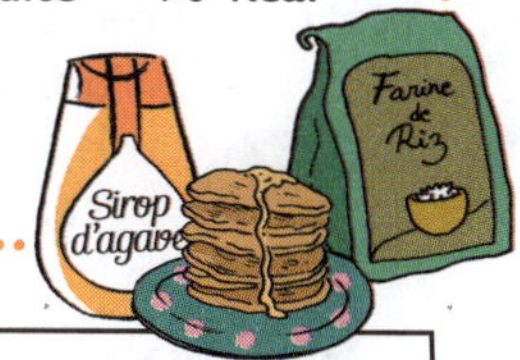

Pancakes à la farine de teff

Mélangez 150 g de farine de teff, 100 g de farine de riz, 3 œufs, 15 cl de lait de riz, 30 g de sucre roux, 1 pincée de sel et 2 c. à s. d'huile de colza. Faites cuire 3 min sur chaque face, dans une mini-poêle huilée. Servez aussitôt avec du sirop d'érable.

Le riz gluant

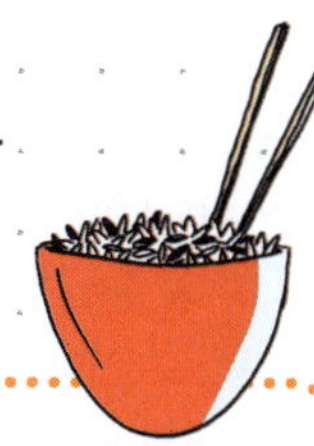

Délice de la cuisine asiatique, le riz gluant gagne à être connu ! Pour changer du basmati et du riz parfumé, osez le riz gluant, qui n'est pas un riz dont la cuisson est ratée, mais une variété spécifique, dont la texture s'écrase, devient fondante et légèrement gélatineuse… Il est facile à trouver dans les boutiques asiatiques. Le riz gluant est un délice, mais son profil nutritionnel n'est pas extraordinaire : il apporte essentiellement des glucides, pas de lipides et très peu de minéraux et fibres. À intégrer dans les menus pour surprendre et pour changer !

Carte d'identité

- 100 g de riz gluant cuit = 100 kcal
- Pauvre en fibres
- Pauvre en protéines
- Très digeste

Comment le préparer ?

- Rincez plusieurs fois le riz sous l'eau froide, puis placez-le dans un petit plat avec son volume d'eau froide. Laissez gonfler au moins 2 heures. Disposez le plat dans le panier du cuit-vapeur et laissez cuire 15 minutes.
- Le riz gluant se sert en accompagnement des plats en sauce (curry thaï, poulet au lait de coco…), tel quel ou roulé en boulettes.
- Il est également parfait pour les desserts.

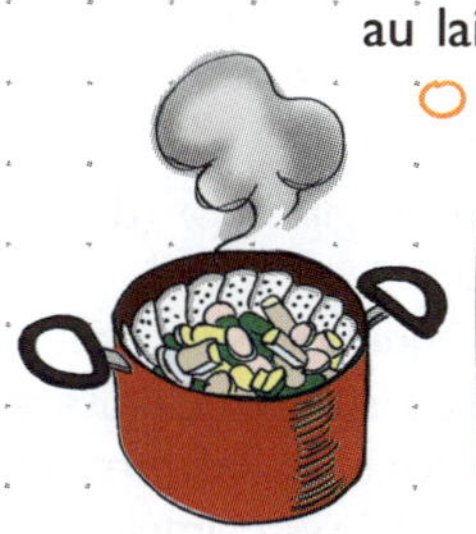

Boulettes de riz gluant au sésame noir

Faites cuire le riz gluant (environ 80 g par personne). Laissez légèrement tiédir et confectionnez rapidement des boulettes. Saupoudrez-les de sésame doré, puis servez avec du porc au caramel.

Les produits étiquetés « sans gluten » sont-ils fiables ?

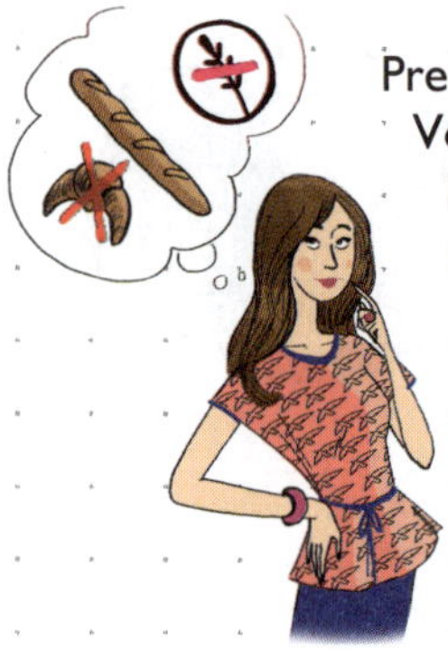

Prenez le temps de lire les étiquettes, surtout au début, pour ne pas faire d'erreur ! Vous aurez ensuite l'habitude de repérer les éléments importants sur un emballage, sans passer des heures à faire vos courses. Il est important de connaître certains logos et mentions, très encadrés, donc fiables.

Le plus sûr : l'épi de blé barré

Ce logo appartient à l'AFDIAG (Association française des intolérants au gluten) pour le territoire français, et n'est délivré pour chaque produit qu'après des analyses approfondies et régulières réalisées par un laboratoire indépendant. Ces produits alimentaires sont donc 100 % fiables, et adaptés aux personnes qui ne doivent absolument pas ingérer de gluten. Ces produits sont souvent plus onéreux, et pas forcément indispensables si vous souhaitez simplement réduire vos apports en gluten.

La liste des industriels utilisant ce logo est consultable sur le site de l'AFDIAG (www.afdiag.fr).

La mention « Sans gluten »

Elle indique que l'aliment contient moins de 20 mg de gluten par kg, c'est-à-dire une quantité compatible avec un régime sans gluten.

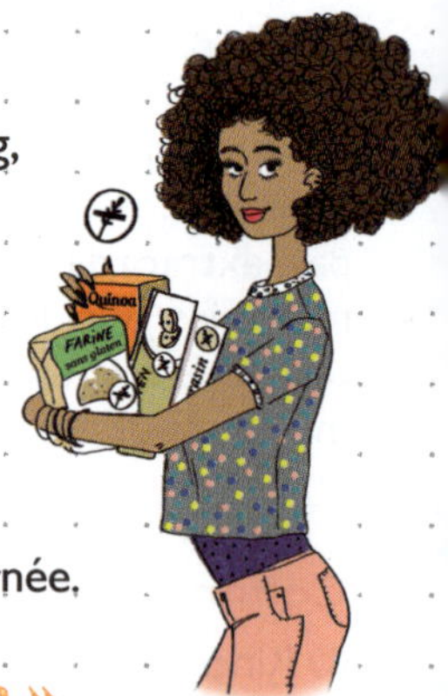

La mention « Très faible teneur en gluten »

Ces aliments contiennent moins de 100 mg de gluten par kg. Ils sont autorisés, mais la quantité est à prendre en compte dans les régimes très stricts. Il faudra éviter par exemple de consommer de grandes quantités de cet aliment ou de cumuler plusieurs aliments de ce type dans la même journée.

La mention « Naturellement sans gluten »

Cette mention peut être inscrite sur les paquets des aliments, comme le riz ou le quinoa, qui, à l'état brut, ne contiennent pas de gluten.

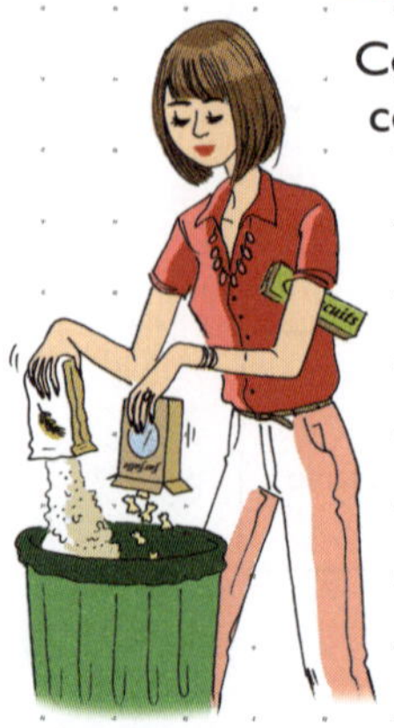

À repérer aussi sur les étiquettes...

Dans la liste des ingrédients : « Présence de blé ou de gluten » (désormais écrit en caractères gras, donc facile à repérer).
Et souvent juste en dessous : « Fabriqué dans un atelier qui utilise du blé… » ou : « Peut contenir des traces de gluten ». Peu précis sur la quantité et le risque réel de présence de gluten, ces aliments ne sont pas adaptés aux régimes stricts, mais ne posent aucun problème si vous réduisez simplement le gluten.

Où acheter mes aliments sans gluten ?

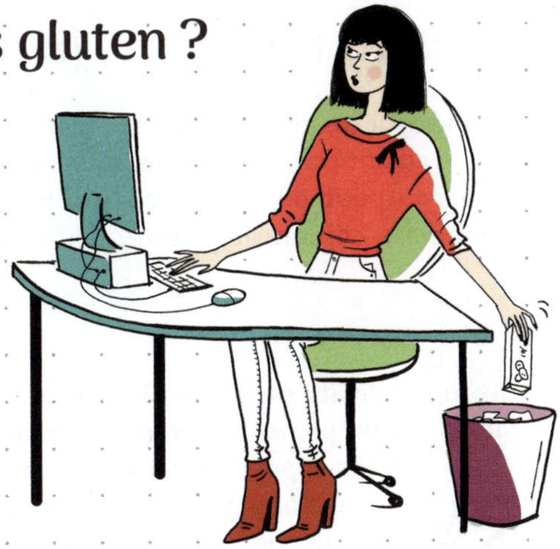

En supermarché

Tous les distributeurs ont enrichi leurs rayons diététiques d'aliments sans gluten. Cherchez aussi du côté du pain, des pâtes et des biscuits classiques, car des produits sans gluten y sont parfois présents.

En boutique bio et diététique

Le rayon sans gluten y est devenu un espace entier, avec des produits variés et souvent bio (donc un peu plus chers).

Sur le Net

De nombreux sites sont spécialisés dans la vente de produits sans gluten, ce qui permet de bénéficier de promotions et prix attractifs : www.tout-sans-gluten.com, www.gourmetsansgene.com, www.allergoora.com…).

Les « tout prêts » indispensables et sans gluten

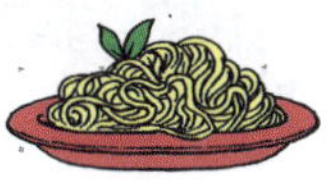

- **Les pâtes de riz et de maïs** : elles sont délicieuses et passent inaperçues quand vous invitez vos amis et votre famille. Spaghettis, penne, tagliatelles sont très faciles à trouver en supermarché. Pour les lasagnes, allez plutôt en boutique bio.

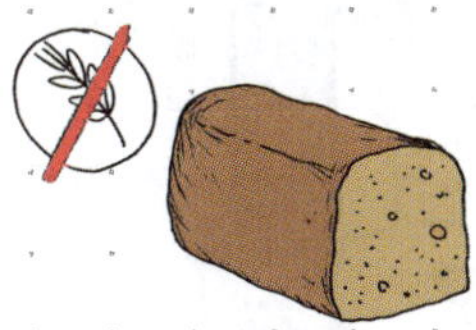

- **Le pain sans gluten :** à avoir toujours d'avance, car on manque parfois de temps pour le faire soi-même. Les pains sans gluten tranchés se congèlent facilement et se réchauffent au grille-pain ou au four (baguette). Pour les tartines, les sandwichs express…

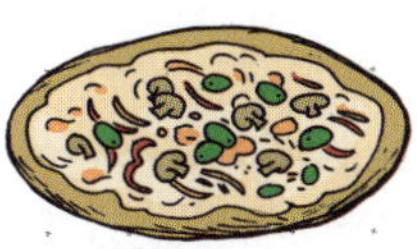

- **Le fond de pizza :** pratique en dépannage, à réchauffer quelques minutes au four avec une garniture adaptée (tomate, mozzarella, anchois ou thon, basilic…).

- **Les biscuits ou barres chocolatées sans gluten à grignoter** : pour se rassasier en cas de petite fringale, mais il ne faut pas non plus que cela devienne une habitude… Sucrés et contenant souvent de l'huile de palme ou des huiles hydrogénées, ils doivent rester occasionnels.

Au petit déjeuner, je mange quoi ?

Adieu baguette croustillante et viennoiseries ? Pas forcément ! Mais quitte à changer d'alimentation, autant opter pour des aliments sains, source de fibres, de minéraux et d'antioxydants. Donc, au petit déjeuner, cap sur le müesli maison, le pain aux graines sans gluten et les *bread cake*, ces gâteaux santé, peu sucrés et peu gras.

Côté boissons

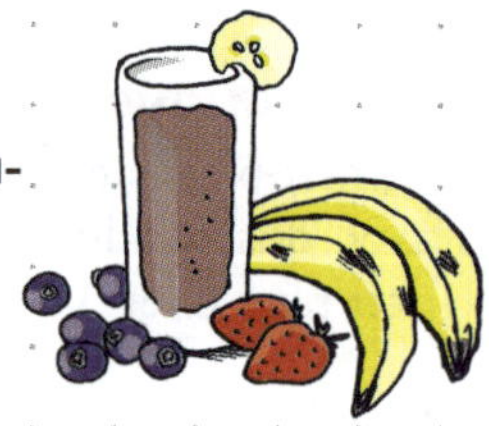

Les jus de fruits et smoothies ne contiennent jamais de gluten, donc n'oubliez pas d'en prévoir un verre chaque matin. Variez, car chaque jus de fruits apporte son lot de vitamines : vitamine C dans les agrumes (orange, clémentine, pomelo, citron), carotènes dans le jus de mangue, d'abricots… Le jus de pommes – source d'antioxydants – est peu acide, donc bien toléré à jeun.

Les jus de fruits industriels, c'est permis ?

Aucun problème à condition d'opter pour le 100 % pur jus de fruits qui ne contient pas d'additif.

Le café et le thé

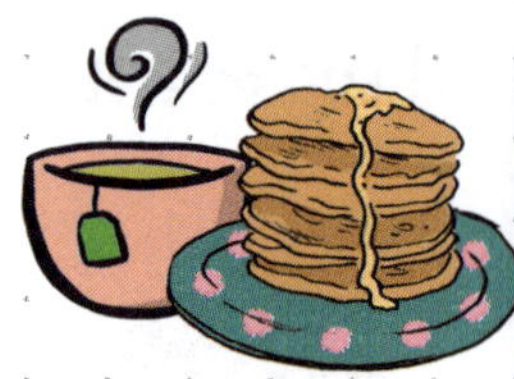

Ils ne contiennent pas non plus de gluten, en revanche, évitez les boissons maltées (à base de cacao ou de céréales torréfiées).
Lisez attentivement la composition des boissons instantanées en poudre (cappuccino…), pour vérifier qu'elles ne contiennent pas de gluten.

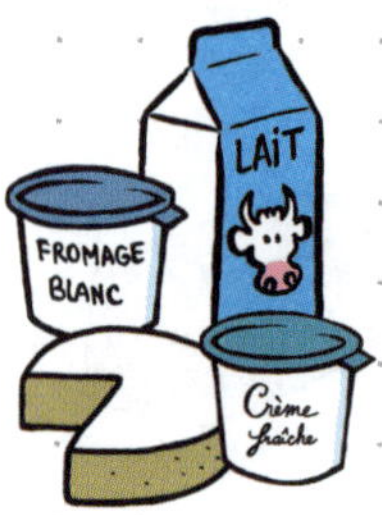

Les laitages : *a priori* « safe »

Le lait de vache, les yaourts et le fromage blanc nature, aromatisés ou aux fruits, ne contiennent pas de gluten. Sources de protéines, ils ont un effet rassasiant et sont donc tout indiqués pour éviter les creux dans la matinée. Les végétaux peuvent remplacer les produits laitiers si vous supportez mal le lactose, sauf le lait d'avoine qui contient souvent des traces de gluten.

Les céréales : ça se gâte…

- **Les pains sans gluten du commerce** sont très pratiques : il faut vraiment toujours en avoir d'avance, d'autant qu'ils se congèlent parfaitement. Optez impérativement pour des pains riches en fibres (contenant des céréales complètes, des graines), car les pains blancs sans gluten ont un index glycémique très élevé et ne rassasient pas longtemps.

Pour changer, je peux manger du fromage ?
Aucun problème tant qu'il s'agit de fromages traditionnels (camembert, comté, chèvre, tomme de brebis…), qui ne contiennent jamais de gluten.

- Si vous souhaitez alterner avec **des céréales**, vous trouverez assez facilement des pétales de maïs, du riz soufflé et des pétales de soja toastés. Les flocons d'avoine sans gluten commencent aussi à arriver dans les rayons.
- Tartines craquantes de châtaignes, de sarrasin ou de riz sont à réserver aux petits appétits, car elles ne calent pas vraiment.

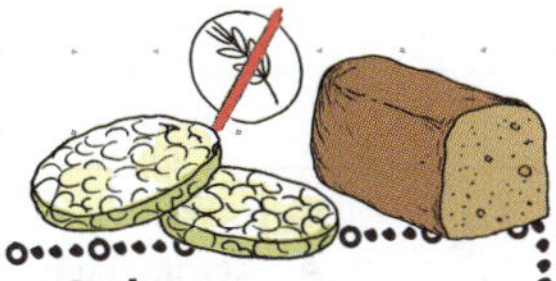

En cas de faim de loup...
Ajoutez des œufs brouillés, une tranche de jambon ou du saumon fumé... ou encore des pancakes maison (voir recette p. 51). Vous passerez une matinée sereine.

Beurre, confiture, Nutella®, crème de marrons...

On le répète : ils restent 100 % *safe* ! Mais ce n'est pas une raison pour s'en gaver !

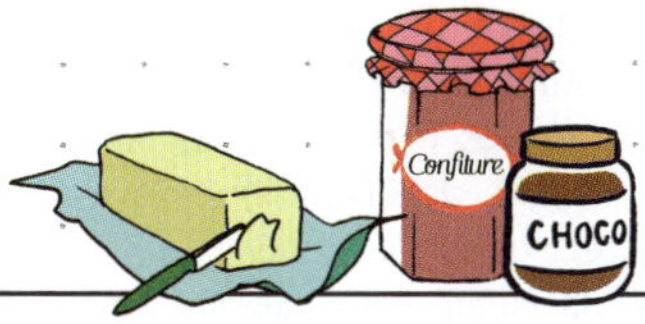

Mon müesli « no gluten »

Mélangez 100 g de flocons d'avoine sans gluten, 100 g de pétales de soja toastés, 100 g de flocons de millet. Ajoutez-y 200 g de fruits secs mélangés (raisins, abricots secs, noisettes, pistaches et amandes hachés). Gardez dans une boîte hermétique. Dégustez avec du lait d'amande ou du fromage blanc et 1 fruit frais découpé (pomme, kiwi, banane...) légèrement sucré avec un peu de miel.

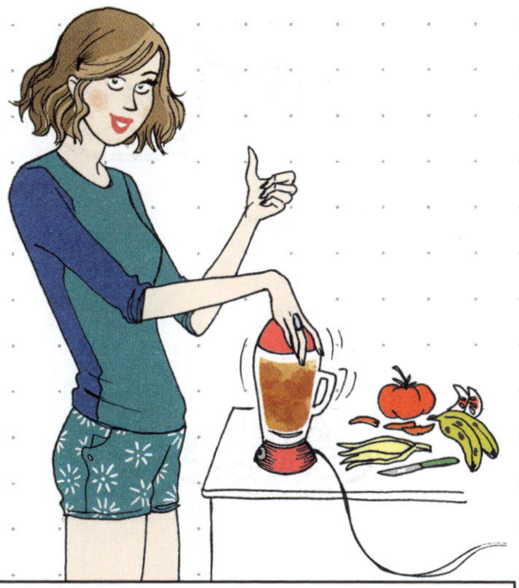

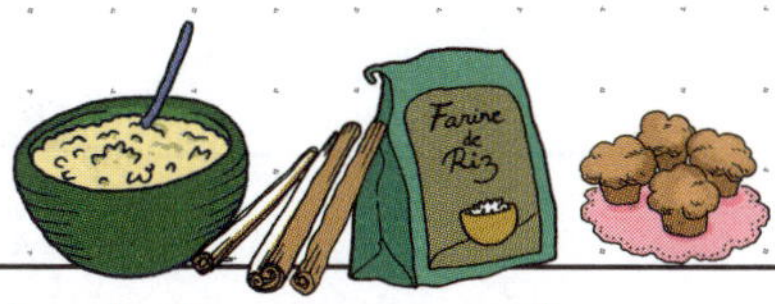

Mon *bread cake* pomme-cannelle (pour 6 à 8 parts)

Mélangez 200 g de farine de riz, 2 c. à s. de mix pour gâteaux sans gluten, 80 g de sucre roux, 1 sachet de levure (sans gluten), 2 pincées de cannelle, 2 yaourts nature, 2 œufs, 2 c. à s. d'huile de colza. Ajoutez 50 g de raisins secs et 2 pommes pelées et coupées en dés. Versez dans un moule à gâteau et faites cuire 30 min au four à 150 °C (th. 5).

Mes petits pains au sésame

Mélangez 200 g de farine de riz semi-complète, 20 cl d'eau tiède, 1 sachet de levure (sans gluten), 2 c. à s. d'huile d'olive, 2 belles pincées de sel, 40 g de graines de sésame blond. Versez dans de petits moules à muffins légèrement huilés, et faites cuire 15 min au four à 150 °C (th. 5). Dégustez tiède ou froid. Les petits pains se congèlent et se réchauffent 30 s au micro-ondes.

Au déjeuner, je change quoi ?

Il va falloir réajuster quelques petites choses, mais manger sans gluten n'est au final pas très compliqué… Voici quelques pistes pour vous simplifier la vie et éviter quelques pièges…

AVANT	MAINTENANT
Au self, je prenais : Des lasagnes Du couscous De l'osso-buco + des tagliatelles Du filet de poisson et sa petite sauce Un gratin d'endives au jambon La pâtisserie du chef 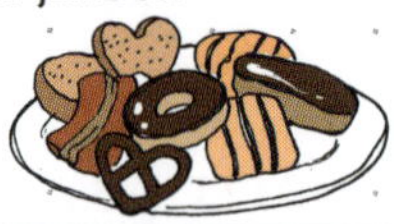	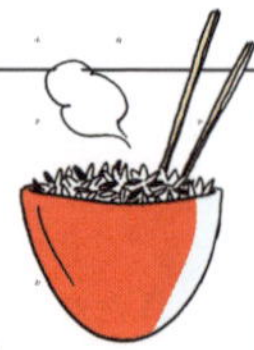 **Je passe…** Au steak haché + riz Au poulet rôti et légumes de couscous (mais sans semoule) Au régime large : de l'osso-buco + des légumes Ou au régime strict : de l'escalope grillée et des légumes Au filet de poisson nature avec un filet d'huile d'olive À une viande ou un poisson grillé et des endives braisées À un laitage et un fruit
En restauration rapide, j'étais plutôt… Sandwich et panini Hamburger-frites Brownie aux pépites de chocolat Sauces +++ 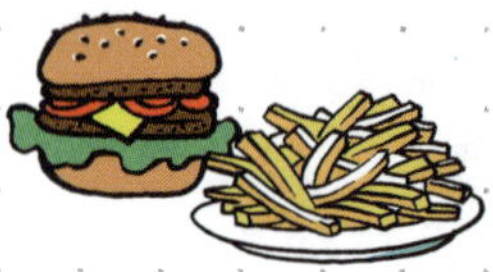	**Je me lâche sur…** La salade de lentilles, de pommes de terre ou de riz La salade au poulet grillé et éventuellement les frites (régime large) La glace (sans éclats de biscuits) ou les fruits découpés Le ketchup et la vinaigrette basique à l'huile d'olive 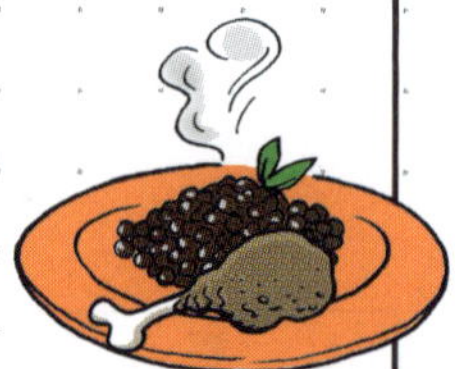
Dans la cuisine du monde, mon truc c'était… Le menu bouchées vapeur Le kebab et ses frites Les tagliatelles à la carbonara 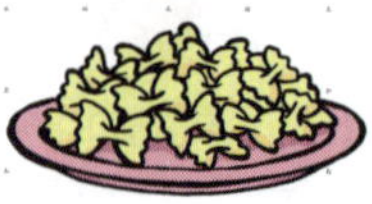	**Je me régale avec…** Du poulet aux amandes et du riz nature (régime large uniquement, car contient de la sauce soja) De la viande rôtie émincée, avec des crudités et éventuellement des frites (j'oublie le pain…) Le risotto aux champignons ou au fromage

Si je mange au bureau

- J'essaie de stocker des tartines craquantes ou des galettes de riz pour compléter un plat un peu léger.
- Je garde à disposition : compote, yaourt, biscuits sans gluten pour ne pas être prise au dépourvu.

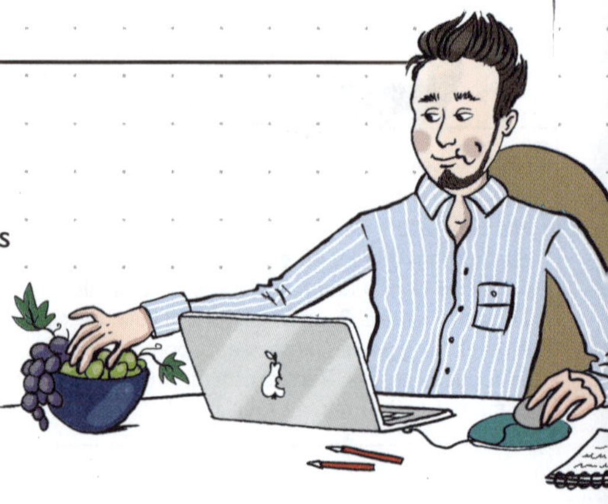

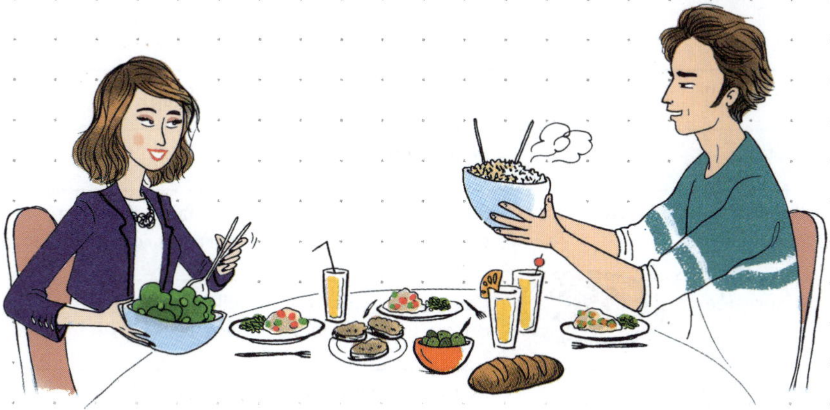

Et le week-end avec mon homme, je la joue comment ?

C'est au choix : soit vous vous faites un plat différent, soit vous prévoyez un déjeuner qui convient à tous les deux, ce qui est beaucoup plus simple.

Les plats sans gluten que tout le monde adore

- La purée au jambon
- L'omelette aux pommes de terre sautées
- Le poulet rôti accompagné de frites
- Le hachis Parmentier maison
- Le risotto à la tomate

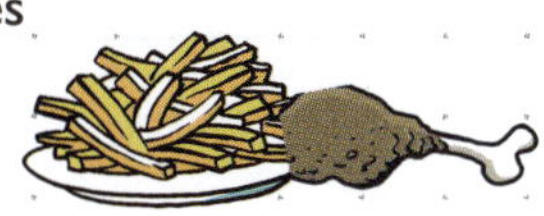

En pratique à midi

- Crudités à volonté
- 1 plat de viande ou poisson avec 1 féculent sans gluten (riz, quinoa, pommes de terre…)
- 1 laitage
- 1 fruit

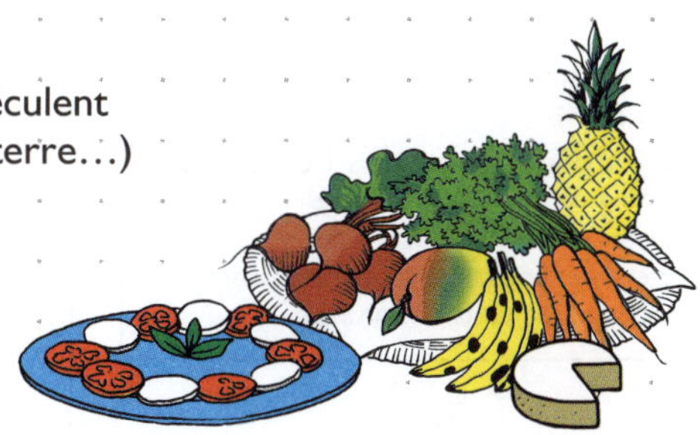

Et au dîner…

On manque souvent de temps pour préparer le dîner, donc l'important est de faire simple et de s'organiser. Si vous aviez l'habitude de consommer souvent des plats tout prêts du commerce, il va falloir repenser vos menus…

Les pièges à éviter

- Les crudités industrielles (la sauce peut contenir du gluten), les soupes industrielles.
- Grignoter machinalement le pain frais en revenant de la boulangerie.
- Se jeter sur n'importe quoi parce qu'on a vraiment très faim en rentrant du travail (surimi, biscuits apéro…).

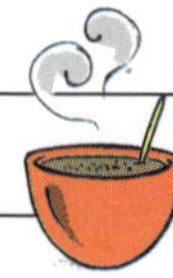

AVANT	MAINTENANT
Au dîner, c'était…	**J'opte plutôt pour…**
Soupe instantanée, soupe chinoise	Soupe de légumes maison (à faire d'avance et à congeler en petites portions, ou à garder au frais)
Pizza livrée ou surgelée 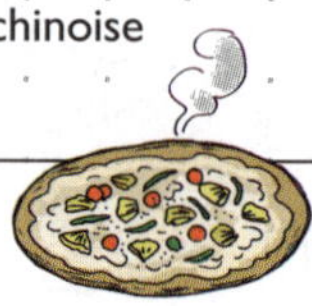	Pizza sans gluten industrielle (surgelée) ou maison (quand vous avez le temps !)
La salade de chèvre chaud sur toasts	La même, mais avec du pain sans gluten
Le plat de pâtes vite fait	Les pâtes sans gluten (de maïs ou de riz) qui se cuisinent facilement et plaisent à tout le monde 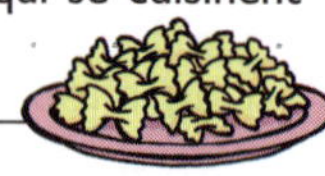
L'assiette de charcuterie, salade 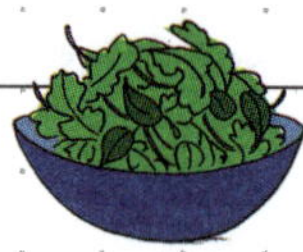	Sélectionnez simplement les charcuteries adaptées : jambon blanc, saucisson sec, bresaola (évitez le pâté, la mortadelle…)
Le gratin de légumes béchamel	À préparer avec une béchamel liée à la fécule de maïs (sans farine de blé)

Déjeuner ou dîner : mes recettes faciles

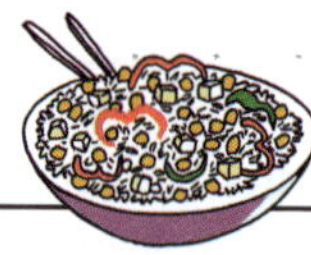

Risotto à la milanaise

Faites dorer 1 oignon pelé et émincé dans 1 c. à s. d'huile d'olive. Ajoutez 250 g de riz à risotto, laissez dorer, salez, poivrez, ajoutez 1 dosette de safran pur en poudre. Mouillez avec 60 cl d'eau bouillante, couvrez et laissez mijoter 18 min. Servez avec du parmesan râpé.

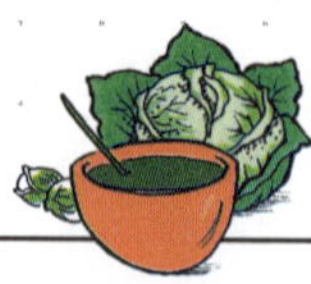

Soupe vietnamienne

Faites cuire 200 g de julienne de légumes surgelée dans 50 cl d'eau, additionnée de tamari et coriandre fraîche. Ajoutez en fin de cuisson 200 g de blanc de poulet coupé en lamelles et laissez cuire 5 min. Servez avec 50 g de vermicelles de soja réhydratés pendant 3 min dans un bol d'eau tiède et égouttés.

Salade au poulet et basilic

Disposez 1 poignée de roquette dans une assiette, ajoutez des tomates cerise coupées en deux, et 1 petite betterave émincée. Ajoutez 100 g de poulet cuit et froid émincé. Hachez 1 gousse d'ail, quelques feuilles de basilic et quelques pistaches. Mélangez 1 c. à s. d'huile d'olive, du vinaigre balsamique, du sel et du poivre. Versez sur la salade et dégustez. Si vous emportez la salade au bureau, assaisonnez-la au moment du repas.

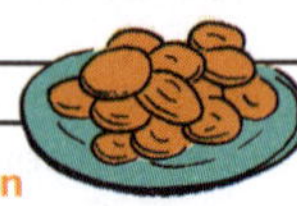

Gratin de carottes au jambon

Faites cuire 800 g de carottes pelées et coupées en rondelles pendant 15 min à la vapeur. Égouttez et versez dans un plat. Ajoutez 200 g de jambon blanc coupé en dés (sans gluten, à vérifier) et liez avec 10 cl de crème fraîche entière. Saupoudrez de comté râpé et passez au four pendant 10 min, pour dorer. Vous pouvez réchauffer ce gratin le lendemain, très facilement, au micro-ondes.

Adieu, les grignotages ?

Grignoter n'est jamais une bonne chose, mais lorsque l'on veut manger sans gluten, cela devient en plus très compliqué ! Prévoyez des petites choses que vous aimez et qui sont dépourvues de gluten pour éviter de craquer de façon incontrôlable, et adoptez les collations, plutôt que le grignotage non-stop, particulièrement mauvais pour les dents, l'estomac (jamais au repos)… et la ligne !

Les petites choses autorisées

Salées

- 1 petit morceau de fromage, éventuellement avec 1 galette de riz
- 1 petite poignée d'amandes ou de noix de cajou grillées et salées
- 1 petite poignée de graines de soja grillées (rayon apéro)
- 2 tranches de saucisson sec (sans gluten, à vérifier)

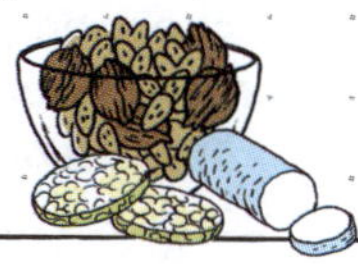

Sucrées

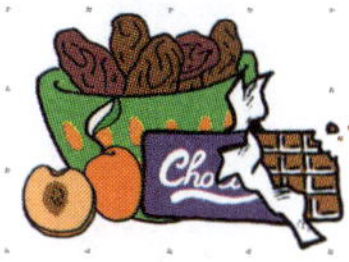

- quelques fruits séchés (abricots, pruneaux…)
- 2 carrés de chocolat noir ou au lait (sans gluten, à vérifier)
- 2 fines galettes de riz ou maïs au chocolat
- 1 barre chocolatée ou 2 biscuits sans gluten du commerce
- 1 madeleine maison sans gluten
- 1 chocolat chaud ou 1 smoothie

Ma petite liste perso…

- ……………………………………………………………………
- ……………………………………………………………………
- ……………………………………………………………………

La graine qui sauve des fringales : le chia !

Encore une petite graine qui monte : concentrée en oméga-3 et dépourvue de gluten, la graine de chia a le vent en poupe. Elle a une texture gélatineuse qui lui confère des vertus coupe-faim naturelles.

Smoothie coupe-faim aux graines de chia
Mixez 1 verre de lait d'amande et 2 c. à s. de graines de chia, 1 pincée de cannelle et ½ banane. Versez dans un grand verre et laissez reposer 1 à 2 h, selon la consistance souhaitée (plus on attend, plus c'est épais !).

J'en fais quoi ?

- La graine de chia gonfle dans les liquides – même sans cuisson –, il suffit de laisser reposer tranquillement le mélange… ça s'épaissit tout seul !
- Vous pouvez par ailleurs la moudre pour en faire une chapelure sans gluten, ou en saupoudrer vos pains, brioches et muffins sans gluten.

CHAPITRE 4

CUISINER AUTREMENT, MODE D'EMPLOI

Pour manger sans gluten, le plus simple est de cuisiner soi-même, alors à vos fourneaux ! Prenez les choses en main, mais sans passer des heures en cuisine. Adoptez une cuisine simple, inratable, et donc facile à mettre en place au quotidien. Privilégiez les ingrédients basiques (moins de risque de présence d'additifs contenant du gluten) et un choix de produits naturellement sans gluten (viandes, poissons, légumes, fruits, quinoa, riz, maïs…). Sans oublier votre nouveau réflexe : lire attentivement les listes d'ingrédients pour traquer toute trace de gluten !

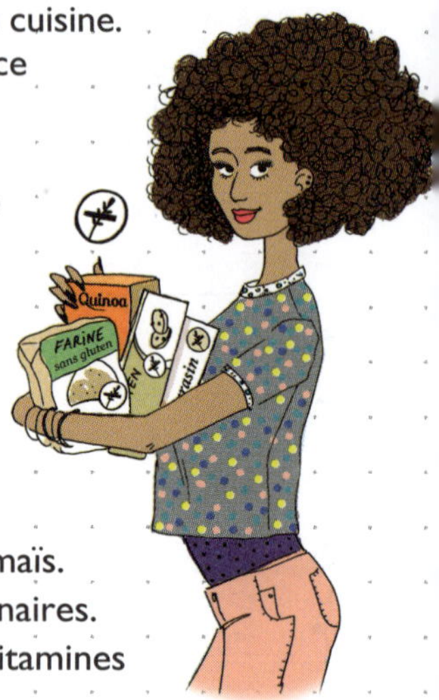

Mes 5 nouveaux « réflexes cuisine »

- Dans le placard, je ne mélange pas les produits sans gluten et les autres pour éviter les erreurs.
- Je farine mon plan de travail et mes moules avec de la farine de riz.
- Pour épaissir les sauces et crèmes, j'adopte le réflexe fécule de maïs.
- Je vérifie la composition des bouillons, épices et autres aides culinaires.
- J'utilise au maximum les produits frais et nature, plus riches en vitamines et qui ne risquent pas de contenir du gluten ajouté.

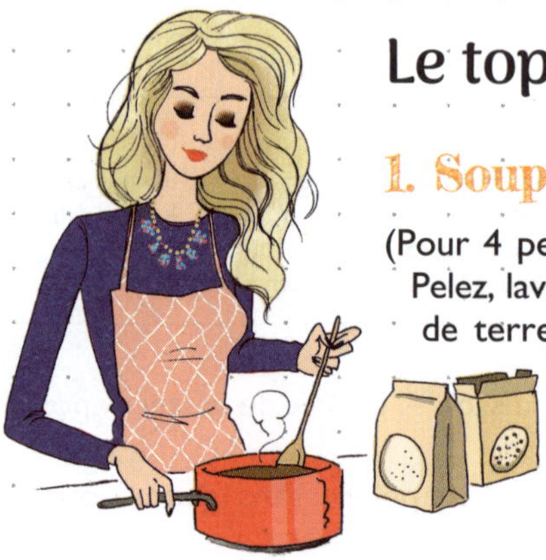

Le top 10 des recettes super faciles

1. Soupe carottes-cheddar

(Pour 4 personnes)

Pelez, lavez et émincez 1 oignon, 1 poireau, 3 carottes et 2 pommes de terre. Faites fondre de la margarine dans une cocotte, puis laissez cuire les légumes pendant 20 min dans 1 l d'eau avec du sel, du poivre et 1 pincée de thym. Mixez le potage, ajoutez-y 60 g de cheddar râpé, mélangez et servez aussitôt !

2. Taboulé à la semoule de maïs

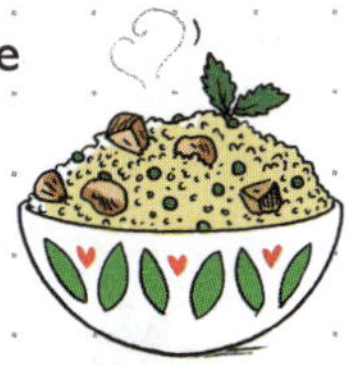

(Pour 4 personnes)
Versez 150 g de semoule de maïs (ou de riz) et le même volume d'eau bouillante dans un saladier. Salez, poivrez et ajoutez 2 c. à s. d'huile d'olive. Couvrez et laissez gonfler pendant 10 min. Ajoutez ½ concombre râpé, 1 bouquet de persil plat rincé et haché, le jus d'1 citron et 40 g de graines de tournesol préalablement dorées 3 min à la poêle. Mélangez et servez frais.

3. Rouleaux de printemps au poulet

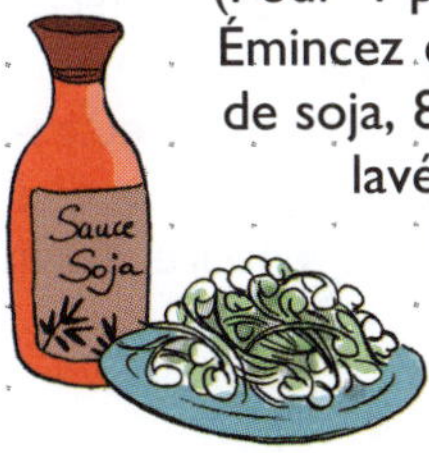

(Pour 4 personnes)
Émincez en fines lamelles 150 g de blanc de poulet cuit. Rincez 100 g de pousses de soja, 8 feuilles de salade et quelques feuilles de menthe. Émincez ½ concombre lavé et hachez 30 g de cacahuètes grillées et salées. Humidifiez légèrement 8 petites galettes de riz et garnissez-les d'1 feuille de salade, de poulet, de pousses de soja, de menthe et de concombre. Roulez les galettes pour les refermer. Dégustez frais, avec du nuoc-mâm additionné d'1 pincée de sucre et de vinaigre de riz.

4. Petits cakes au thon et tomates séchées

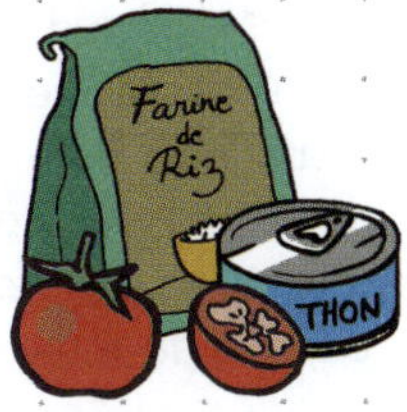

(Pour 4 personnes)
Mélangez 180 g de farine de riz (blanche), 1 sachet de levure chimique (sans gluten, à vérifier), 2 pincées de sel et du poivre. Ajoutez 3 œufs, 200 g de fromage blanc, 3 c. à s. d'huile d'olive. Quand la pâte est lisse, incorporez 2 tiges de basilic hachées, 8 tomates séchées émincées et 200 g de thon au naturel bien égoutté et émietté. Versez dans de petits moules à cakes ou à muffins et laissez cuire 20 min au four à 150 °C (th. 5). Dégustez tiède ou froid.

5. Pilons de poulet aux épices mexicaines

(Pour 4 personnes)
Épongez 8 pilons de poulet avec du papier absorbant, puis placez-les dans un plat allant au four. Versez dessus le jus d'1 citron vert, saupoudrez de 2 c. à c. d'épices mexicaines (sans gluten, à vérifier), de sel et de poivre. Arrosez d'1 c. à s. d'huile de tournesol, et ajoutez 1 oignon pelé et émincé et 1 tomate coupée en dés. Faites cuire 25 min au four à 180 °C (th. 6). Dégustez chaud ou froid, à l'apéritif.

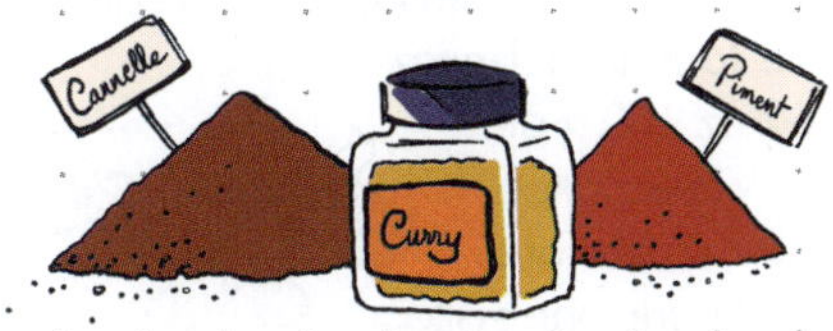

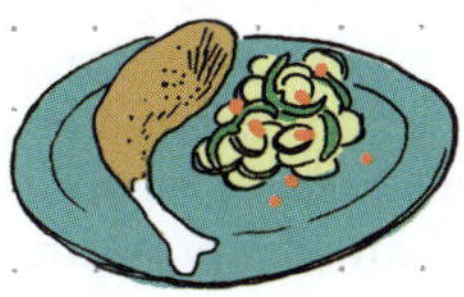

6. Nouilles sautées au boeuf

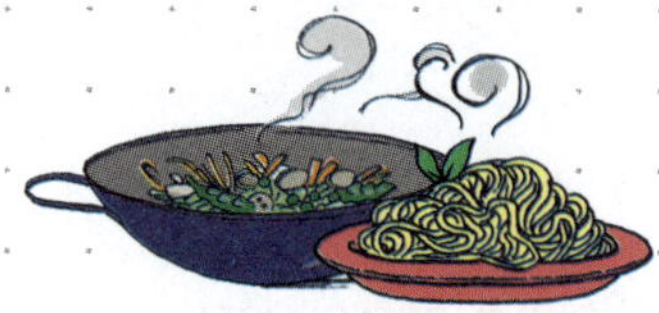

(Pour 4 personnes)
Émincez 300 g de steak tendre et 1 poivron rouge lavé et épépiné. Coupez 1 morceau de gingembre frais pelé, en fins bâtonnets. Pelez et hachez 1 oignon. Faites cuire 250 g de nouilles de riz à l'eau bouillante pendant 5 min, puis égouttez-les. Faites sauter dans un wok, avec 2 c. à s. d'huile, l'oignon, le poivron, le bœuf et le gingembre, pendant 5 min à feu vif. Ajoutez du tamari, puis les nouilles. Faites chauffer 3 min et servez chaud, avec de la coriandre.

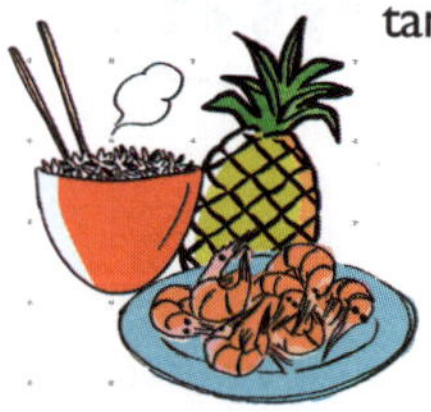

7. Crevettes à l'ananas caramélisé

(Pour 4 personnes)
Rincez et épongez 600 g de grosses crevettes surgelées cuites et décortiquées. Égouttez 1 boîte d'ananas coupé en morceaux (au jus d'ananas, pas au sirop). Faites chauffer 2 c. à s. d'huile d'olive dans un wok. Mettez-y l'ananas et faites caraméliser à feu vif. Ajoutez les crevettes, du sel, du poivre, 2 c. à s. de sésame noir et 2 c. à s. de tamari et des feuilles de coriandre. Faites chauffer encore 3 min, puis servez avec du riz blanc.

8. Penne au gorgonzola

(Pour 4 personnes)
Émiettez 100 g de gorgonzola dans un saladier. Ajoutez 1 c. à s. de mascarpone et mélangez. Faites cuire 400 g de penne sans gluten (de riz ou de maïs) 7 min à l'eau bouillante salée, puis égouttez-les. Versez dans le saladier. Mélangez, servez le plat avec une touche de parmesan, et décoré de feuilles de basilic.

9. Muffins aux framboises

(Pour 10 muffins)
Utilisez un pot de yaourt comme mesure. Mélangez 1 yaourt de soja, 1 pot d'huile de colza, ⅔ de pot de sucre, 3 pots de farine de riz, 1 sachet de levure (sans gluten, à vérifier), 1 sachet de sucre vanillé et 2 gros œufs. Ajoutez 4 c. à s. de poudre d'amandes et 200 g de framboises surgelées. Versez dans des moules à muffins et faites cuire 15 min au four à 150 °C (th. 5).

10. Madeleines au chocolat

(Pour 10 à 15 madeleines)
Mélangez 90 g de fécule de maïs, 70 g de sucre en poudre, 1 sachet de sucre vanillé, 60 g de poudre de noisettes, 1 sachet de levure (sans gluten, à vérifier), 1 pincée de sel, 2 œufs et 80 g de beurre fondu. Mélangez pour obtenir une pâte bien lisse, puis intégrez 100 g de chocolat noir haché (sans gluten, à vérifier). Versez dans des moules à madeleines et faites cuire 10 min au four à 150 °C (th. 5). Démoulez et laissez refroidir sur une grille.

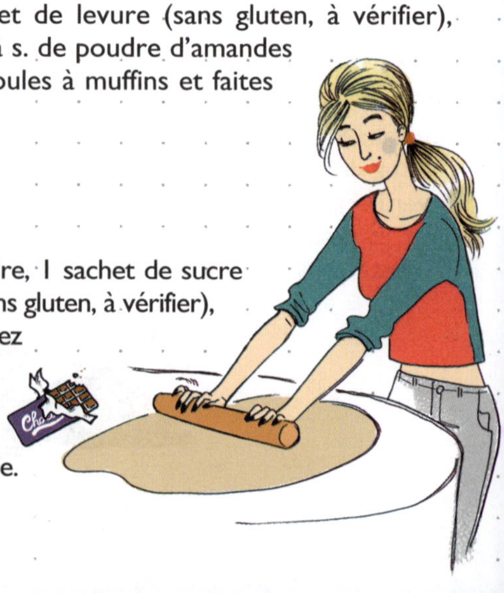

Les basiques de tous les jours

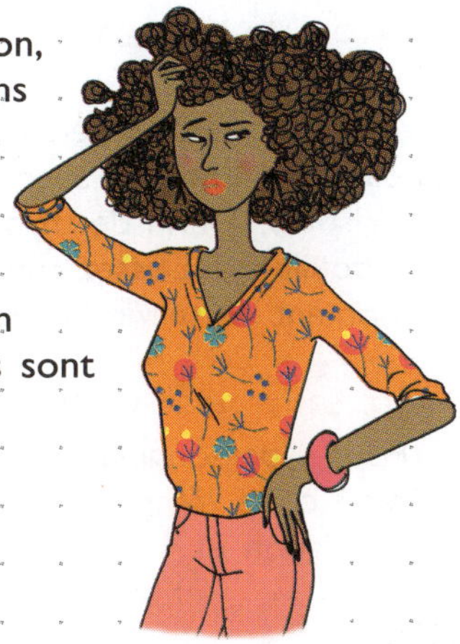

Le plus compliqué, quand on veut changer son alimentation, c'est de gérer le quotidien. Attention à ne pas tomber dans la monotonie, synonyme de manque de plaisir et bien souvent de déséquilibre alimentaire. La solution ? Adopter des recettes simples, gourmandes, et qui se réalisent en quelques minutes. Ces recettes équilibrées sont adaptées à tous : vous pourrez les partager avec votre famille ou vos amis… sans avoir besoin de leur préciser qu'il s'agit de recettes sans gluten, car elles sont basiques et passe-partout !

Les grandes salades

Salade césar

(Pour 4 personnes)

Disposez dans un saladier une laitue iceberg émincée, 2 belles tomates coupées en dés et ½ concombre coupé en fines rondelles. Ajoutez du persil plat haché et quelques cerneaux de noix. Assaisonnez avec 2 c. à s. d'huile d'olive et de vinaigre balsamique, du sel et du poivre. Faites griller 4 escalopes de poulet pendant 10 min, salez et poivrez, puis émincez-les. Faites dorer au grille-pain 4 tranches de pain de mie sans gluten, coupez-les en dés. Disposez sur la salade le poulet tiède, les croûtons et des copeaux de parmesan.

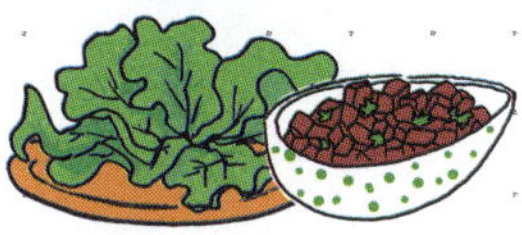

Salade de lentilles à l'indienne

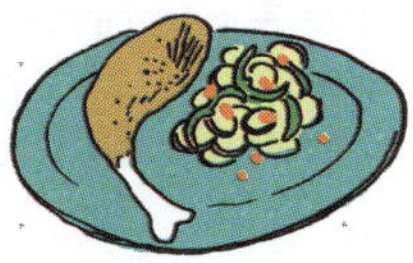

(Pour 4 personnes)

Mélangez 250 g de lentilles cuites (en boîte ou maison), 2 tomates et 1 pomme lavées et coupées en dés, 1 morceau de céleri-branche de 10 cm, finement haché. Faites cuire au four 8 pilons de poulet saupoudrés de sel, poivre et curry indien pendant 15 min à 210 °C (th.7). Mélangez dans un bol 1 yaourt brassé, de la coriandre effeuillée, 1 oignon nouveau pelé et haché, du sel, du poivre et 1 c. à c. de curcuma. Versez la sauce sur les légumes, mélangez, ajoutez les pilons (tièdes ou froids) et servez aussitôt !

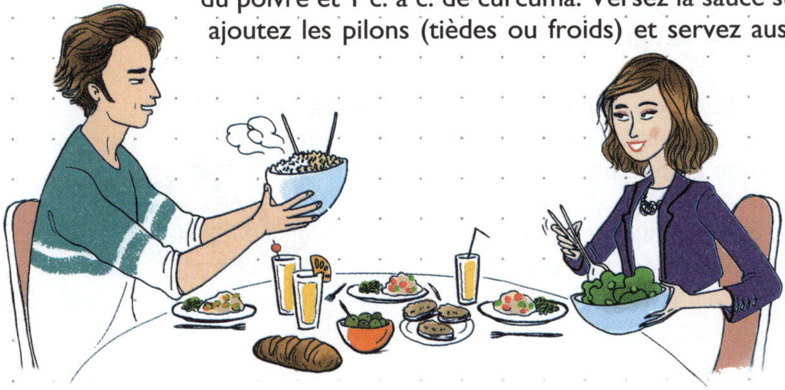

Les plats de riz qui changent

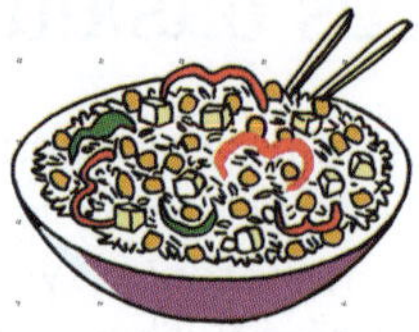

Risotto à la courgette et piment d'Espelette

(Pour 4 personnes)

Faites dorer 1 oignon pelé et émincé et 1 courgette lavée et coupée en dés dans une cocotte, avec 2 c. à s. d'huile d'olive. Ajoutez 250 g de riz pour risotto, 1 brin de thym, du sel, du poivre et 1 pincée de piment d'Espelette. Couvrez d'eau bouillante. Laissez cuire 18 min sans remuer, en ajoutant de l'eau bouillante si besoin. Au moment de servir, saupoudrez de parmesan râpé et parsemez de basilic haché.

Riz sauté aux crevettes et à l'ananas

(Pour 4 personnes)

Faites cuire 250 g de riz basmati 12 min dans son volume d'eau bouillante. Pelez et hachez 1 oignon et 1 gousse d'ail, coupez en dés 1 poivron vert. Faites dorer l'oignon, l'ail et le poivron pendant 5 min avec 1 c. à s. d'huile d'olive. Ajoutez 300 g de crevettes cuites surgelées et décortiquées. Salez et poivrez, puis laissez mijoter 10 min. Intégrez 200 g d'ananas en boîte coupé en dés et le riz cuit. Laissez chauffer encore 2 min en mélangeant, et servez.

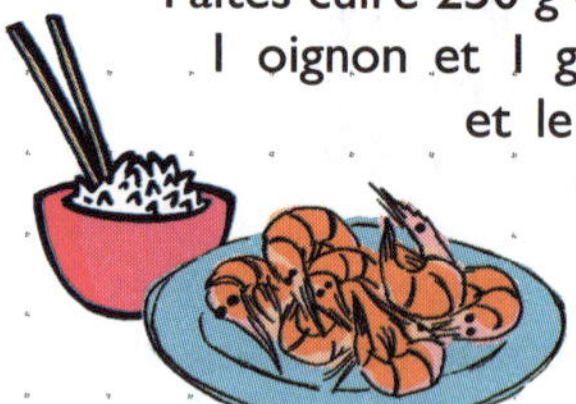

Les plats de pâtes à l'italienne

Salade de tortis

(Pour 4 personnes)

Faites cuire 200 g de tortis sans gluten à l'eau bouillante salée en les gardant *al dente*, égouttez-les. Laissez refroidir. Rincez et essorez 100 g de pousses d'épinards, découpez 1 petit melon et 1 boule de mozzarella en dés. Détaillez 8 tranches de jambon cru en lamelles. Disposez tous les ingrédients dans un saladier, assaisonnez avec 2 c. à s. d'huile d'olive, 2 c. à s. de vinaigre balsamique, du sel et du poivre. Décorez avec des pignons de pin préalablement dorés à la poêle et servez.

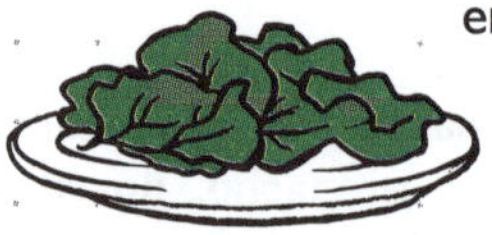

Spaghettis au citron et à la sauge

(Pour 4 personnes)

Faites cuire 300 g de spaghettis sans gluten à l'eau bouillante salée en les gardant *al dente*. Égouttez-les. Faites chauffer à feu doux 3 c. à s. d'huile d'olive dans une grande poêle. Ajoutez 1 gousse d'ail pelée et émincée et 3 feuilles de sauge. Laissez infuser 5 min. Versez les spaghettis dans la poêle, ajoutez le jus d'½ citron, saupoudrez de parmesan râpé, mélangez et servez.

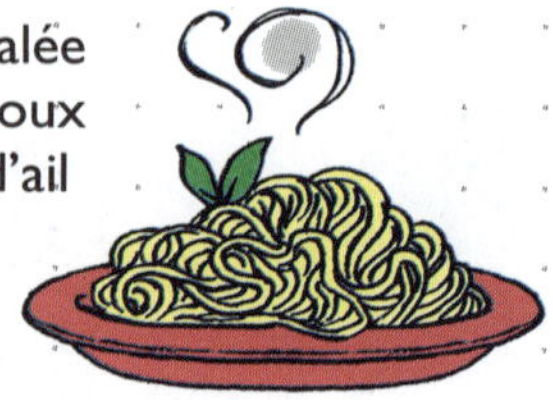

Mes petites herbes

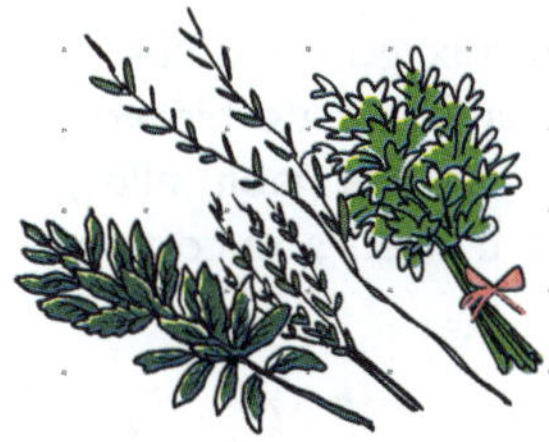

Pour donner du goût en évitant d'utiliser les bouillons et autres aides culinaires qui peuvent contenir du gluten, optez pour les herbes fraîches et les légumes aromatiques.
Les herbes (persil, basilic...) sont sources de vitamine C et de carotènes, qui aident à lutter naturellement contre le vieillissement. Légères (zéro calories), les herbes donnent du goût et permettent de limiter le gras et le sel dans les recettes.

- **Le persil**, super basique, est un délice à condition d'opter pour le persil plat (et non frisé), dont la saveur est très délicate. C'est l'ingrédient indispensable du taboulé ou de la vraie sauce bolognaise. On peut aussi le saupoudrer sur les grillades.

- **Le basilic**, très fragile, perd sa saveur dès qu'il est cuit. À utiliser à froid (tomates-mozzarella) et à ajouter en fin de cuisson dans les coulis de tomates, les confits d'aubergines...

- **La coriandre** est également très fragile, évitez de la hacher, effeuillez-la plutôt délicatement : elle est en plus très décorative. Incontournable dans les curries, le bo bun, les soupes thaïes.

- **La menthe**, dont la saveur est forte, doit être ajoutée avec modération : quelques feuilles suffisent pour parfumer un plat.

- **La ciboulette**, cousine de l'oignon, est parfaite pour les omelettes, les crudités, le poisson.

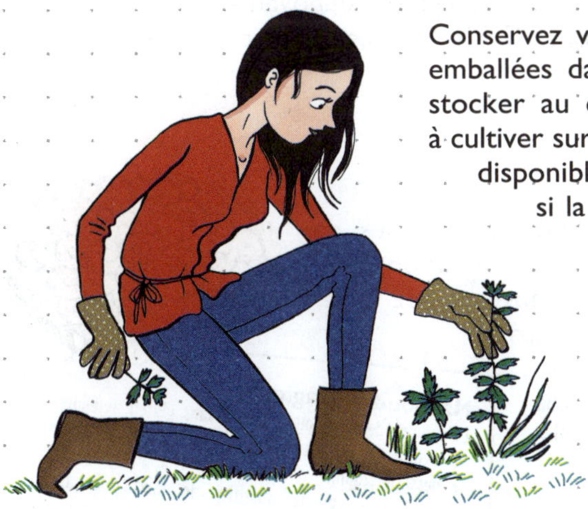

À avoir toujours sous la main...

Conservez vos herbes au frais (3 à 4 jours maximum), emballées dans un sachet hermétique, et pensez à en stocker au congélateur. Le top : les herbes en pots, à cultiver sur le balcon ou un rebord de fenêtre, toujours disponibles. Rentrez-les simplement en plein hiver, si la température extérieure est négative.

Réussir les gâteaux, tartes et biscuits sans gluten

Avis aux gourmandes : pas de frustration avec le régime sans gluten ! Ce n'est pas parce que la farine de blé vous est interdite qu'il faut renoncer aux douceurs ! Il suffit d'adapter vos recettes habituelles, ce qui n'est au final pas si compliqué. Certains biscuits et desserts sont d'ailleurs encore meilleurs et plus faciles à réussir avec les farines de riz ou de maïs.

Les desserts faciles (et meilleurs !) sans gluten

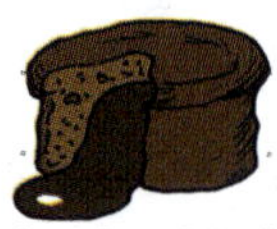

Le fondant au chocolat : jamais farineux et prêt en un clin d'œil !

Faites fondre 200 g de chocolat noir avec 100 g de beurre, 2 min au micro-ondes. Ajoutez 50 g de sucre, 1 pincée de sel, 3 œufs et 40 g de fécule de maïs. Faites cuire 12 min au four à 180 °C (th. 6), dégustez tiède ou froid.

Les crêpes : plus besoin de faire reposer la pâte !

Mélangez au fouet 3 œufs, 200 g de farines sans gluten mélangées (riz, fécule de maïs, châtaignes…), 40 g de sucre roux et 40 cl de lait demi-écrémé ou de lait végétal. Aromatisez avec de l'eau de fleur d'oranger (1 c. à s.) ou 1 sachet de sucre vanillé (sans gluten, à vérifier). Faites cuire dans une poêle huilée, à feu moyen, 2 min sur chaque face.

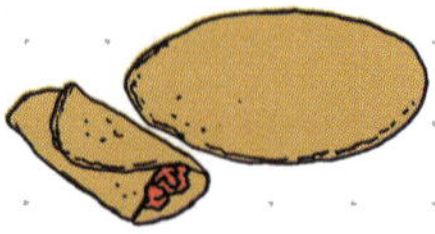

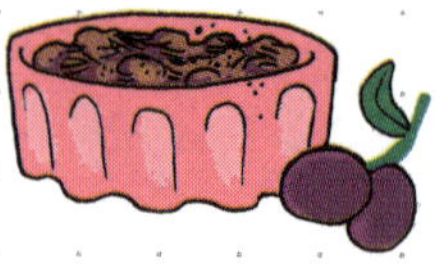

Les clafoutis : légers et fondants !

Mélangez 25 cl de lait demi-écrémé ou végétal, 100 g de farine de riz blanche, 1 sachet de levure (sans gluten, à vérifier), 60 g de cassonade, 20 g de beurre fondu, 3 œufs et 40 g de poudre d'amandes. Disposez dans un plat 600 g de mirabelles ou de cerises dénoyautées, versez la pâte par-dessus et faites cuire 25 min au four à 150 °C (th. 5). Dégustez tiède ou froid.

Le grand classique revisité

La tarte aux pommes

Mélangez 100 g de farine de riz, 100 g de fécule de maïs, 1 c. à s. de farine de châtaignes, 1 pincée de sel et 100 g de sucre en poudre. Ajoutez 80 g de beurre mou, travaillez le mélange et liez avec 1 jaune d'œuf et 3 c. à s. d'eau tiède. Étalez la pâte dans un moule garni de papier sulfurisé. Piquez le fond avec une fourchette, garnissez de tranches de pomme, saupoudrez de sucre et de cannelle. Faites cuire 25 min au four à 180 °C (th. 6).

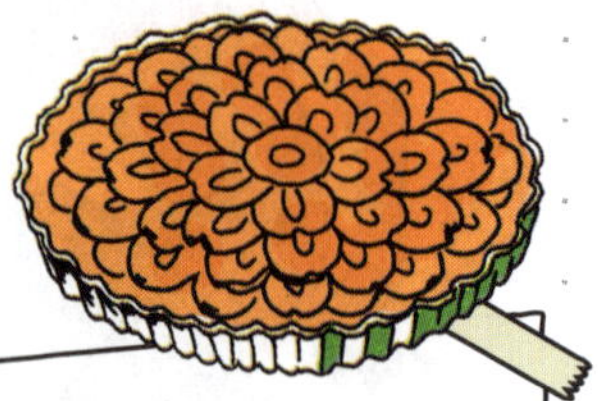

Ma poudre magique
La poudre de mix pour gâteaux sans gluten améliore la texture de vos gâteaux : la pâte est plus aérée et se dessèche moins vite. Remplacez 1 à 2 c. à s. de farine par la même quantité de mix, pour un effet optimal !

Conservation : mes trucs et astuces

- **Pour conserver vos madeleines et petits muffins** : emballez-les, avant refroidissement complet, dans un sachet hermétique, afin d'éviter le dessèchement.
- **Pour réchauffer des crêpes préparées la veille** : badigeonnez-les très légèrement de lait avant de les passer à la poêle à feu très doux, ou de les réchauffer (10 à 20 s) au micro-ondes.
- **Gaufres et muffins sans gluten se conservent parfaitement** au congélateur, mais réduisez dans ce cas le temps de cuisson pour les garder très moelleux. Réchauffez au micro-ondes 10 à 30 s.

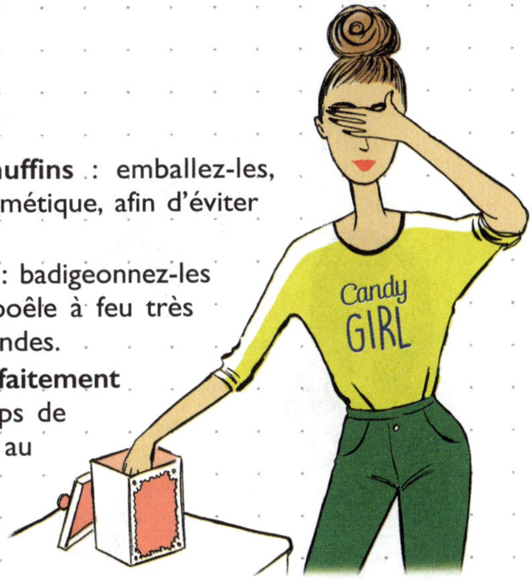

Pourquoi j'ai raté mon gâteau ?

Situation : « Mes madeleines sont sèches. »

Solution : par rapport à la recette traditionnelle, ajoutez toujours un peu de liquide dans vos pâtes à gâteau (2 à 3 c. à s. de lait) et réduisez le temps de cuisson de 20 %.

Situation : « Mes sablés et ma pâte à tarte s'effritent. »

Solution : ajoutez systématiquement 1 jaune d'œuf, pour lier la pâte.

Situation : « Mon gâteau au chocolat me semble hypergras ! »

Solution : il faut réduire légèrement la quantité de beurre (mettre 75 g de beurre par exemple, au lieu des 100 g indiqués dans la recette originale), car les farines sans gluten absorbent moins le gras.

Situation : « Les biscuits que j'ai préparés hier sont tout mous... »

Solution : les biscuits et pâtes à tartes perdent rapidement leur croustillant, dégustez-les de préférence le jour même.

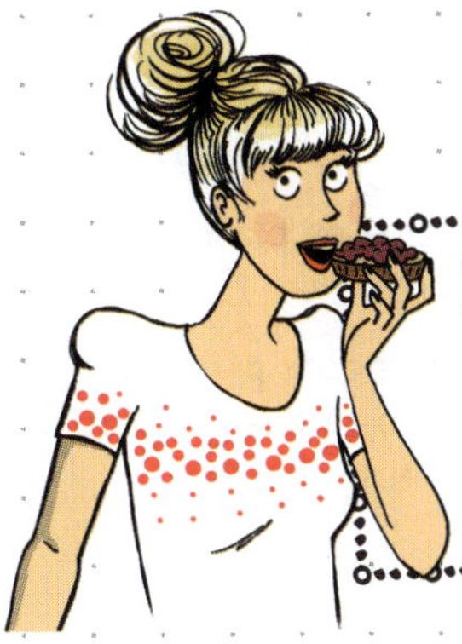

Quelques douceurs sucrées naturellement sans gluten

- Les macarons : blanc d'œuf + sucre + poudre d'amandes (et vanille, framboises, café, chocolat...)
- Les meringues : blanc d'œuf + sucre + sel (vérifiez que le sucre glace est sans gluten)
- La mousse au chocolat : œuf + sucre + chocolat noir

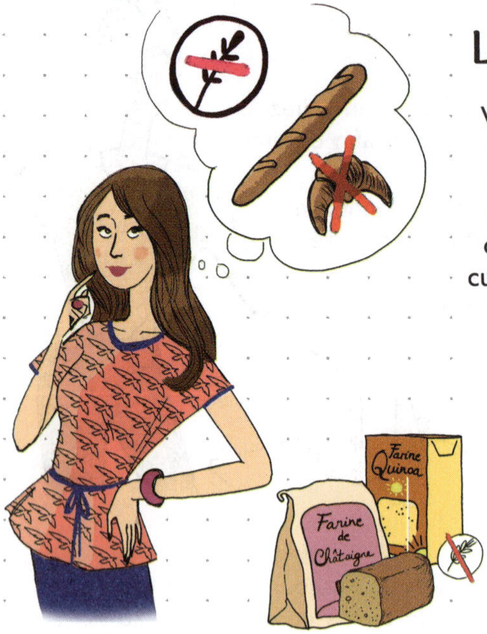

La folie des pains sans gluten

Vous trouverez d'excellents pains sans gluten dans le commerce, emballés pour une longue conservation ou frais, dans les rayons des boutiques bio. Mais faire son pain soi-même reste un plaisir : vous mettez tout ce que vous aimez dedans, et l'odeur qui emplit la cuisine est un vrai bonheur !

Les bons ingrédients

Toutes les farines sans gluten conviennent pour préparer le pain, l'idéal étant d'associer plusieurs farines pour obtenir une texture agréable et une saveur équilibrée. Variez-les et laissez parler votre imagination, essayez la farine de riz, de maïs, de quinoa, de millet, de châtaignes…

La levure de boulanger est dépourvue de gluten, il n'y a donc aucun problème pour l'utiliser.

Pratique, pour les impatientes : la levure chimique. À utiliser pour les mini-pains, elle évite le temps de pause.

Les petits plus pour le goût : sésame, tournesol, quinoa, millet, noisettes, amandes, raisins secs, fromage, lardon ou jambon, tomates séchées… à ajouter afin que votre pain soit vraiment original (sinon, à quoi bon le faire soi-même ?). Mais attention, vérifiez toujours l'absence de gluten dans les préparations.

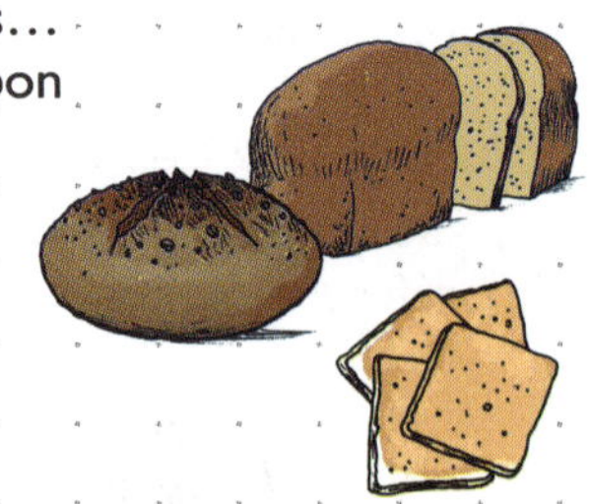

C'est bon, mais ça alourdit la pâte : les farines de lentille, de pois… à ajouter en faible quantité (3 à 4 c. à s. pour un pain).

Comment conserver mon pain sans gluten maison ?

À température ambiante : bien emballé dans un torchon propre et placé dans un sachet hermétique. Le pain se conserve 3 à 4 jours.

Au congélateur : coupez les gros pains en tranches, et ouvrez les petits pains en deux. Ils se conservent 2 à 3 semaines. Pour les réchauffer : passez-les au micro-ondes (10 à 30 secondes par tranche), au four (5 minutes à four chaud) ou directement au grille-pain.

Mes recettes express de pain sans gluten

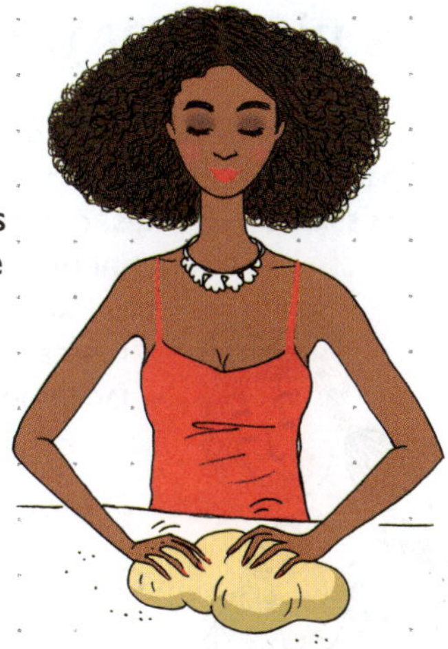

Nutritifs : les petits pains aux graines de tournesol

(Pour 12 petits pains)

Mélangez 120 g de farine de riz blanche, 60 g de farine de maïs jaune, 3 c. à s. de mix pour pain sans gluten, 1 sachet de levure chimique (sans gluten, à vérifier) et 3 pincées de sel. Ajoutez 30 g de graines de tournesol et 30 g de graines de sésame. Versez 20 cl d'eau froide et 2 c. à s. d'huile d'olive. Mélangez avec une spatule ou au robot. Préchauffez le four à 180 °C (th. 6). Disposez la pâte en petits tas sur une plaque à pâtisserie garnie de papier sulfurisé et enfournez pour 10 min. Laissez refroidir sur une grille.

Gourmand : le pain à la farine de châtaignes et aux raisins

(Pour 1 pain)

Mélangez 200 g de farine de riz semi-complète, 100 g de mix pour pain sans gluten, 100 g de farine de châtaignes, 1 sachet de levure de boulanger lyophilisée, 50 g de raisins secs et 4 pincées de sel. Ajoutez 50 cl d'eau tiède et mélangez. Versez dans un moule à cake antiadhésif, couvrez de film alimentaire et laissez reposer pendant au moins 1 h 30 pour que la pâte lève. Préchauffez le four à 180 °C (th. 6). Enfournez le pain pour 30 à 40 min, puis laissez refroidir sur une grille.

Rustique : le pain au sarrasin et lardons

(Pour 1 pain)

Mélangez 150 g de farine de riz blanche, 100 g de farine de sarrasin, 100 g de mix pour pain sans gluten, 1 sachet de levure de boulanger lyophilisée, 2 pincées de sel, 40 g de comté et 40 g de lardons finement coupés (sans gluten, à vérifier). Ajoutez 35 cl d'eau tiède, mélangez et versez dans un moule à cake. Couvrez de film alimentaire et laissez reposer au moins 1 h 30 dans un endroit tiède. Préchauffez le four à 180 °C (th. 6). Enfournez pour 30 min, puis laissez refroidir sur une grille.

Délicat : le pain de maïs au sésame noir

(Pour 1 pain)

Mélangez 150 g de farine de riz blanche, 150 g de farine de maïs jaune, 100 g de mix pour pain sans gluten, 1 sachet de levure de boulanger lyophilisée, 3 pincées de sel, 2 pincées de curcuma, 2 c. à s. d'huile d'olive, 30 g de graines de sésame noir. Ajoutez 40 cl d'eau tiède, mélangez et versez dans un moule à cake. Couvrez de film alimentaire et laissez reposer au moins 1 h 30 dans un endroit tiède. Préchauffez le four à 180 °C (th. 6). Enfournez pour 30 min, puis laissez refroidir sur une grille.

Les pizzas et tartes salées

Pas question de se priver de pizza ou de quiche, mais il faudra la faire vous-même, au moins en partie ! Profitez d'avoir la main sur la préparation pour sélectionner des ingrédients intéressants : farines complètes (de riz, quinoa, millet, sarrasin…), petites graines qui contiennent des fibres et donnent du goût (sésame, pavot, pignons…) et, bien sûr, légumes ! Pour gagner du temps, pensez aussi à congeler vos tartes salées et pizzas en parts individuelles : elles se réchauffent très facilement 10 minutes à four doux.

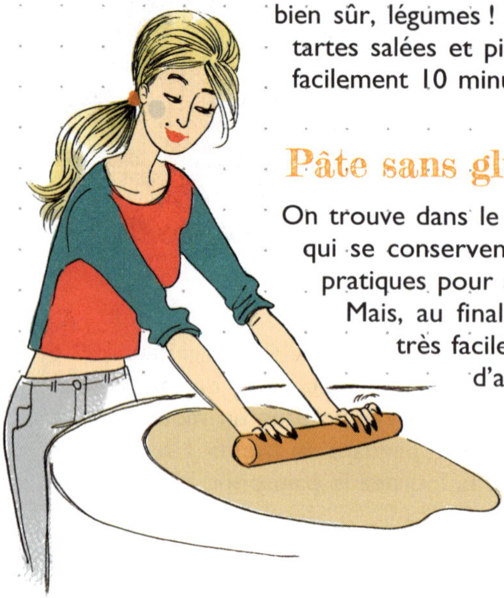

Pâte sans gluten : je l'achète ou je la fais ?

On trouve dans le commerce des bases de pâte pour pizza déjà cuites qui se conservent plusieurs semaines à température ambiante. Très pratiques pour assouvir une petite envie.

Mais, au final, la pâte à pizza et à tarte sans gluten est très facile à réaliser et elle ne nécessite pas de temps d'attente si vous la préparez avec une levure chimique (voir recettes ci-dessous).

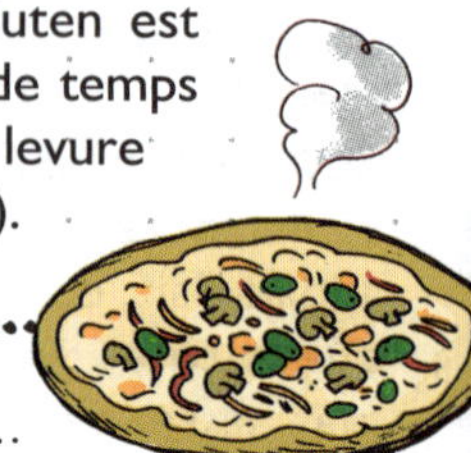

Assemblez, c'est gagné !
Un fond de pizza sans gluten du commerce…
+ de la moutarde + des rondelles de tomate
+ des tranches de saint-nectaire = une tarte auvergnate
+ une fondue d'oignons + des lardons = une tarte flambée alsacienne
+ une fondue de poireaux + du maroilles = une tarte ch'ti !

Mes recettes de tartes et pizzas

Tarte aux aubergines grillées

(Pour 4 personnes)

Mélangez 100 g de farine de riz complète, 50 g de farine de quinoa, 80 g de farine de maïs jaune, 1 pincée de sel, 20 g de graines de pavot, ½ sachet de levure chimique (sans gluten, à vérifier). Incorporez 100 g de beurre mou coupé en dés, puis liez la pâte avec 1 œuf et 3 c. à s. de lait. Étalez la pâte dans un moule à tarte garni de papier sulfurisé, piquez-la avec une fourchette. Placez au frais. Faites décongeler 3 min au micro-ondes 500 g de tranches d'aubergines grillées surgelées. Découpez 100 g de fromage de brebis en lamelles. Garnissez la pâte avec 3 c. à s. de coulis de tomates, placez par-dessus les aubergines grillées et les lamelles de fromage. Préchauffez le four à 180 °C (th. 6), puis enfournez pour 25 min. Dégustez chaud ou à température ambiante.

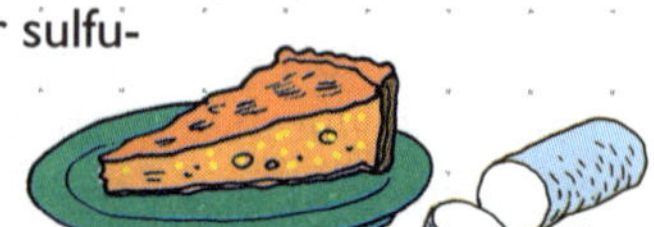

Le tour de main : bien étaler sa pâte
Oubliez le rouleau et étalez la pâte directement sur le papier sulfurisé avec les mains, en pressant pour affiner l'épaisseur. La pâte sans gluten est moins élastique, mais les fissures se réparent facilement !

Quiche au thon et aux tomates

(Pour 4 personnes)

Mélangez 150 g de farine de riz blanche, 50 g de farine de sarrasin, 50 g de farine de riz complète, 1 pincée de sel, ½ sachet de levure chimique (sans gluten, à vérifier) et 30 g de graines de sésame doré. Incorporez 100 g de beurre mou, puis liez la pâte avec 1 jaune d'œuf et 4 c. à s. d'eau. Étalez la pâte dans un moule à tarte garni de papier sulfurisé et piquez-la avec une fourchette. Placez au frais. Battez dans un bol 2 œufs, et ajoutez-y 10 cl de crème fraîche épaisse, 10 cl de lait demi-écrémé, du sel, du poivre et 1 pincée de noix muscade. Découpez 2 tomates en fines tranches, rangez-les sur la pâte. Ajoutez enfin 250 g de thon au naturel bien égoutté et émietté. Versez le mélange aux œufs. Préchauffez le four à 180 °C (th. 6), puis enfournez pour 30 min. Dégustez tiède ou froid.

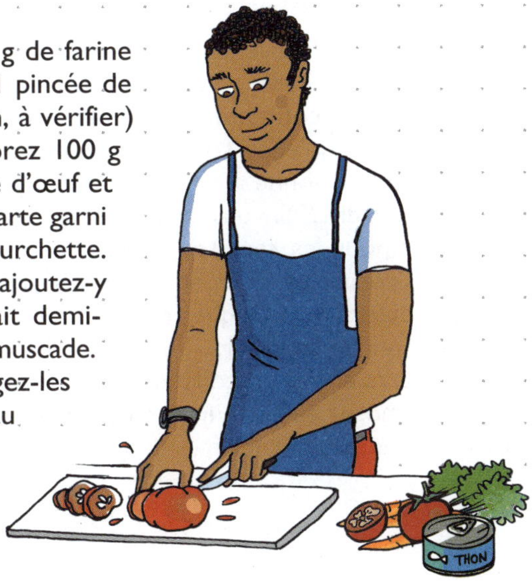

Pizza aux 3 fromages

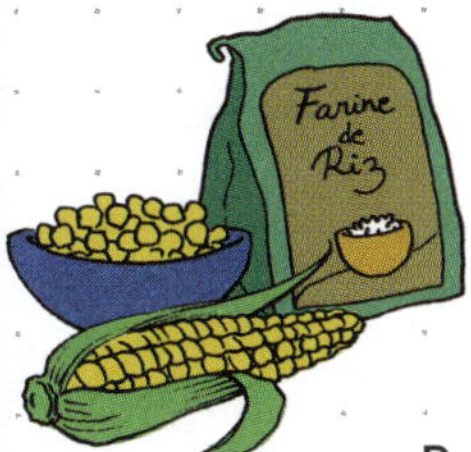

Mélangez 150 g de farine de riz, 60 g de farine de maïs jaune, 50 g de fécule de maïs, 1 sachet de levure chimique (sans gluten, à vérifier), 1 pincée de sel, 2 c. à s. d'huile d'olive et 5 c. à s. d'eau froide. Étalez la pâte sur une plaque à pâtisserie garnie de papier sulfurisé, piquez-la avec une fourchette. Ajoutez sur la pâte : 100 g de comté râpé, 1 boule de mozzarella coupée en fines tranches et 60 g de gorgonzola émietté, poivrez. Préchauffez le four à 210 °C (th. 7), puis enfournez pour 20 min. Servez chaud.

Pizza express

Garnissez une base de pâte à pizza sans gluten du commerce avec 5 c. à s. de coulis de tomates au basilic, puis répartissez par-dessus 1 boule de mozzarella di bufala coupée en tranches fines. Poivrez et salez très légèrement, puis passez sous le grill du four pendant 10 min. Ajoutez quelques feuilles de basilic au moment de servir. Dégustez chaud.

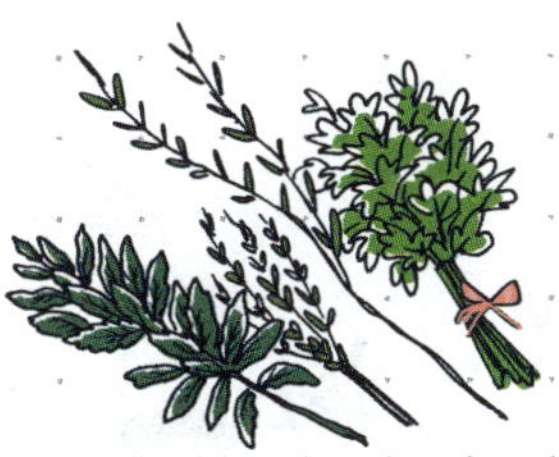

Apéros et petits en-cas gourmands

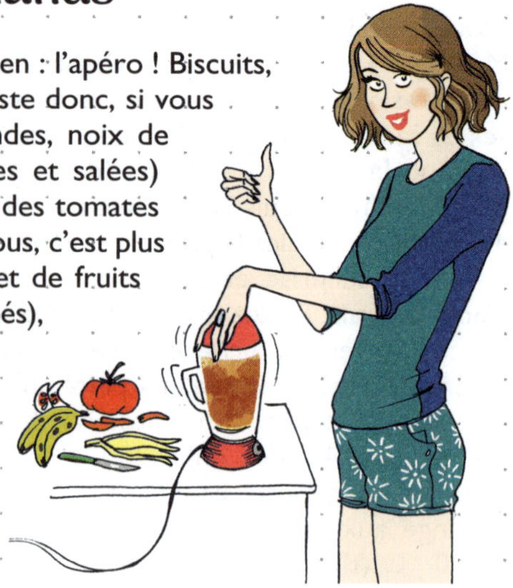

En voilà un moment difficile lorsqu'on mange sans gluten : l'apéro ! Biscuits, canapés et autres feuilletés sont à bannir… Il vous reste donc, si vous êtes invitée, à vous contenter des cacahuètes, amandes, noix de cajou (à condition qu'elles soient simplement grillées et salées) et à espérer qu'une bonne âme aura pensé à prévoir des tomates cerise et autres radis… Si vous invitez vos amis chez vous, c'est plus simple : optez pour les recettes à base de légumes et de fruits (mini-soupes, brochettes, fruits et légumes crus découpés), et préparez vous-même quelques biscuits sans gluten, que tout le monde appréciera.

Et pour les petits en-cas et collations sur le pouce, c'est la même chose : pensez surtout à avoir toujours ce qu'il vous faut sous la main.

Les faux amis : tortillas, chips…

Ils contiennent très souvent du gluten, donc lisez attentivement les étiquettes ! Néanmoins, de nombreux industriels surfent sur la vague du « sans gluten ». Résultats : des chips sans gluten à base de riz, de pomme de terre ou de soja font leur apparition dans le rayon snacking. Les recettes changent, les compositions évoluent : relisez donc de temps en temps les étiquettes des produits que vous pensez interdits.

Mes recettes apéro

Biscuits au comté

Mélangez 100 g de farine de riz complète, 50 g de fécule de maïs, 20 g de graines de sésame, 1 pincée de sel et ajoutez 50 g de beurre mou. Liez la pâte avec 1 jaune d'œuf et 3 c. à s. d'eau froide. Étalez finement la pâte sur une plaque à pâtisserie garnie de papier sulfurisé. Saupoudrez de 70 g de comté râpé. Préchauffez le four à 180 °C (th. 6) et enfournez pour 10 min. Découpez en petits carrés à la sortie du four, puis laissez refroidir sur une grille à pâtisserie.

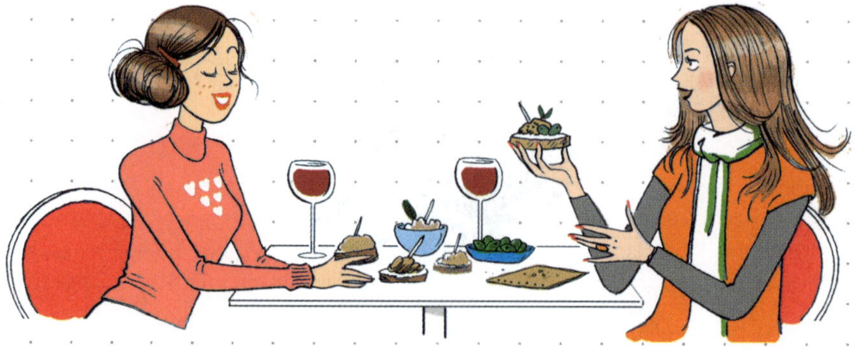

Tuiles parmesan et sésame noir

Mélangez dans un bol 100 g de parmesan râpé, 2 c. à s. de fécule de maïs, 2 c. à s. de sésame noir et poivrez. Disposez le mélange en petits paquets (1 c. à s.) sur une plaque à pâtisserie garnie de papier sulfurisé. Préchauffez le four à 180 °C (th. 6) et enfournez pour 5 min, en surveillant la cuisson. Décollez les tuiles avec une spatule, et laissez-les refroidir sur une grille. Dégustez froid.

Dips de légumes, sauce moutarde

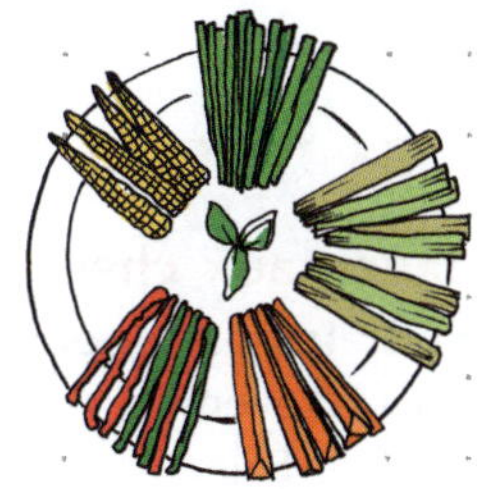

Découpez 2 carottes et ½ concombre en bâtonnets après les avoir pelés et lavés. Découpez ¼ de chou-fleur en petits bouquets, puis passez-les sous l'eau. Disposez les légumes sur une assiette. Mélangez 3 c. à s. de moutarde de Meaux (sans gluten, à vérifier), avec 2 petits-suisses nature, 1 bouquet de ciboulette hachée, du sel et du poivre. Trempez les légumes dans la sauce.

Brochettes melon-mozzarella

Découpez la chair d'un melon en billes ou en dés. Préparez des brochettes en alternant melon, billes de mozzarella et mini-tranches de jambon cru. Poivrez et servez très frais.

Mini-gaspachos

Mixez ½ concombre, 2 tomates pelées, 1 gousse d'ail pelée et 1 oignon nouveau rincé. Ajoutez du sel et du poivre, 1 pincée de piment et 1 c. à s. d'huile d'olive. Dégustez très frais, dans des mini-verres.

Mes recettes d'en-cas

Tartine express bresaola, chèvre et figue

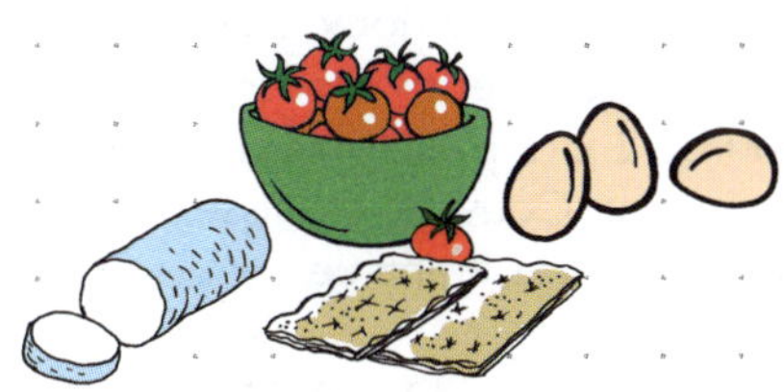

(Pour 1 personne)

Tartinez 2 fines galettes de maïs ou de riz avec du chèvre frais. Ajoutez 2 tranches de bresaola et 1 figue émincée sur chaque galette. Poivrez et dégustez.

Tartine chaude poire-morbier

(Pour 1 personne)

Coupez ½ poire pelée en fines lamelles. Tartinez 1 belle tranche de pain de campagne sans gluten d'une fine couche de fromage frais. Ajoutez les lamelles de poire et du morbier émincé. Faites dorer 5 min sous le gril.

Tartine croquante à l'œuf brouillé

(Pour 1 personne)

Battez 1 œuf, 1 c. à s. de parmesan râpé et 1 c. à s. de lait. Salez légèrement, ajoutez 1 pincée de piment. Faites cuire le mélange dans une petite casserole légèrement huilée, en gardant une consistance moelleuse. Versez l'œuf sur 1 tartine de sarrasin croquante et dégustez aussitôt.

Les sauces gourmandes

Les sauces du commerce sont souvent épaissies avec de la farine de blé ou avec l'un de ses dérivés. Prenez donc l'habitude de les faire vous-même, c'est facile et meilleur pour la santé, car vous pourrez aussi doser l'ajout de sel et éviter toutes sortes d'additifs (épaississants, conservateurs…). Les sauces maison sont délicieuses mais fragiles : consommez-les de préférence le jour même !

Les recettes chaudes

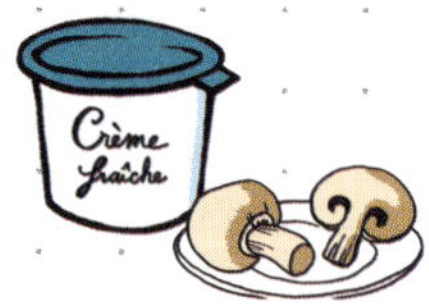

Sauce aux champignons

Pour les escalopes de poulet, les pâtes, le riz.
Faites revenir à feu moyen 250 g de champignons lavés et émincés, dans 1 c. à s. d'huile d'olive. Salez et poivrez. Ajoutez 1 gousse d'ail pelée et émincée et du persil haché. Liez avec 10 cl de crème épaisse. Laissez chauffer 5 min à feu doux et servez.

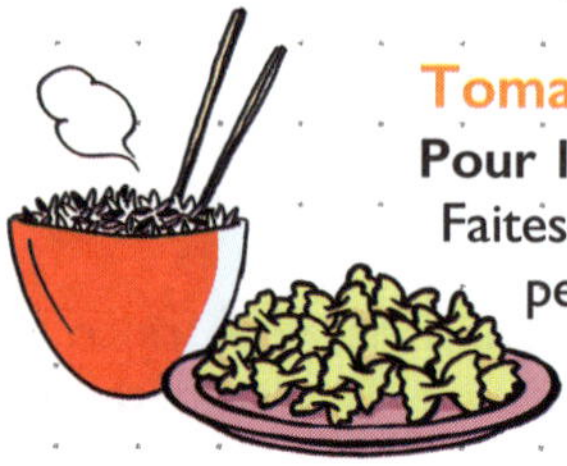

Tomate et lardons

Pour les pâtes, le riz, le quinoa.
Faites revenir sans matière grasse 100 g de lardons (sans gluten, à vérifier), pendant 5 min à feu vif. Jetez le gras, remettez la poêle sur le feu avec 400 g de tomates pelées coupées en dés et 1 pincée de piment. Laissez mijoter 10 min à feu moyen et servez.

Poivrons aigre-douce

Pour le poisson, le poulet rôti, les œufs.
Faites dorer à feu doux 1 gousse d'ail pelée et 1 poivron rouge épépiné et coupé en petits morceaux dans 1 c. à s. d'huile d'olive. Ajoutez 2 c. à s. de vinaigre de vin et 2 c. à s. de sucre en poudre. Couvrez et laissez cuire 15 min à feu doux. Mixez la sauce avant de servir.

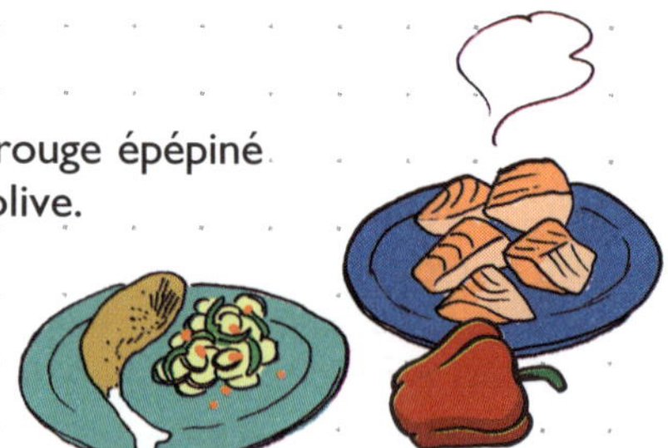

Béchamel au lait de chèvre

Pour les légumes, le poisson.
Mélangez dans une casserole 40 cl de lait de chèvre, 30 g de fécule de maïs, du sel, du poivre et 1 pincée de noix muscade. Portez à ébullition à feu moyen, en remuant avec un fouet. Laissez cuire 1 min, puis retirez du feu.

Sauce curry

Pour les légumes, le poisson, les féculents.
Faites dorer 1 oignon pelé et émincé dans 1 c. à s. d'huile d'olive. Ajoutez 1 pomme pelée et coupée en petits dés, 2 c. à c. de curry jaune et 10 cl de lait de coco. Salez, poivrez et laissez mijoter pendant 10 min.

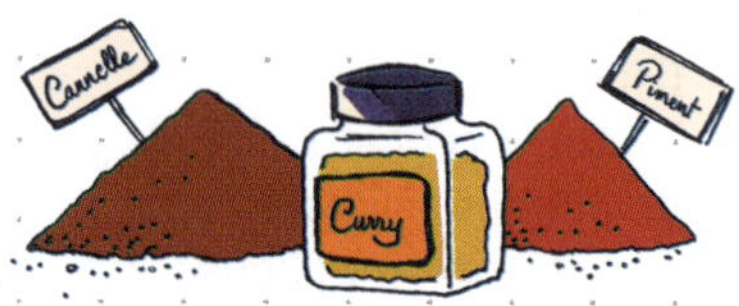

Les sauces froides

Sauce vinaigrette à l'échalote

Pour les salades et crudités.

Pelez et émincez finement 1 échalote. Mélangez dans un bol 2 c. à s. d'huile de colza, 1 c. à c. de moutarde forte, 1 c. à s. de vinaigre de cidre, du sel et du poivre. Ajoutez l'échalote et mélangez.

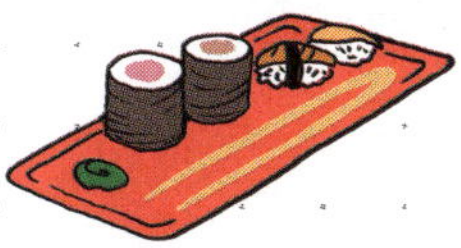

Sauce wasabi

Pour les crudités, le poulet froid.

Mélangez dans un bol 150 g de fromage blanc, 2 c. à s. de pâte de wasabi, 20 g de graines de sésame blanches, 1 pincée de sel. Servez très frais.

Sauce citron-basilic

Pour les crudités.

Mélangez dans un bol 2 c. à s. de jus de citron frais, 2 c. à s. d'huile d'olive, du sel et du poivre. Au moment de servir, ajoutez 1 dizaine de feuilles de basilic hachées.

Fromage blanc-estragon

En accompagnement des pommes de terre au four, des patatoes maison.

Hachez finement 1 petit oignon nouveau lavé et quelques feuilles d'estragon. Mélangez dans un bol 100 g de fromage blanc, 2 portions individuelles de fromage frais, l'oignon et l'estragon. Salez et poivrez, servez bien froid.

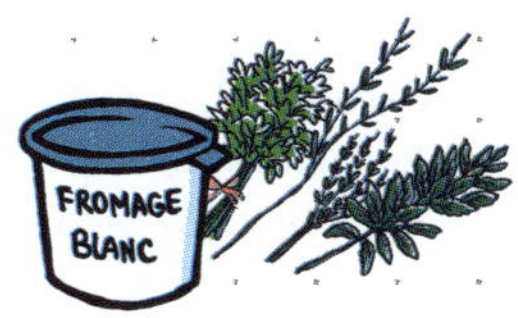

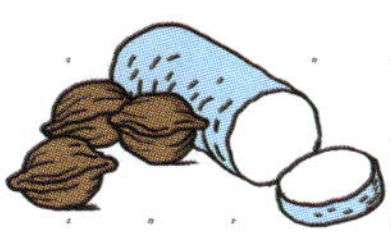

Sauce chèvre-noix

En accompagnement des pâtes.

Hachez finement 40 g de cerneaux de noix. Travaillez 100 g de chèvre frais avec 1 c. à s. d'huile de noix et 1 c. à s. de lait. Salez légèrement, poivrez puis ajoutez les noix. Servez bien frais.

Houmous

Pour « diper » et tartiner.

Mixez 1 gousse d'ail pelée, 1 oignon nouveau lavé (sans la partie verte), 200 g de pois chiches en conserve égouttés, 100 g de fromage blanc. Salez, poivrez et ajoutez 20 g de graines de sésame doré.

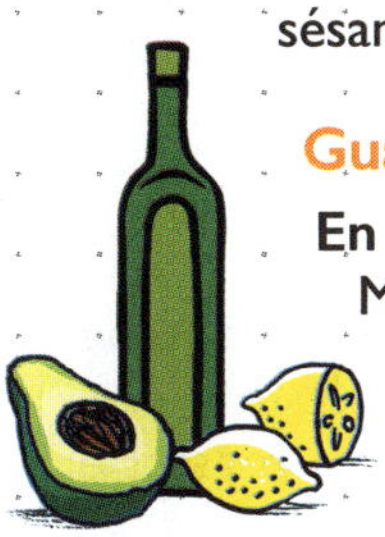

Guacamole

En accompagnement des crudités, du thon et des dips de légumes.

Mixez la chair d'1 avocat avec 1 c. à s. d'huile d'olive, 2 c. à s. de fromage blanc, 1 pincée de piment, 1 gousse d'ail pelée, le jus d'½ citron. Salez et poivrez.

Mes menus pour deux

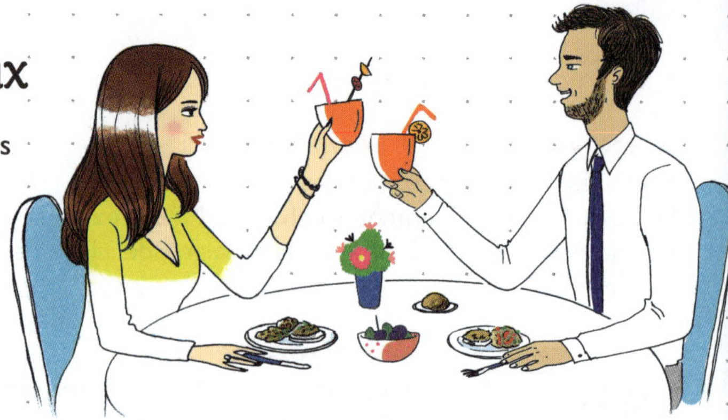

Simplifiez les menus pour les repas en tête à tête (votre compagnon mangera du gluten à l'extérieur s'il le souhaite !). Essayez dans la mesure du possible de faire des repas qui vous conviennent à tous les deux, pour gagner du temps et ne pas vous compliquer la vie ! Pour certains produits, faites placard à part : continuez à acheter du pain traditionnel et du pain sans gluten... Et ne le privez pas de viennoiseries ni de biscuits s'il souhaite en manger. Et si vous avez envie d'une pizza ou d'une quiche : achetez des produits en portion individuelle (surgelé) avec et sans gluten, de façon à ce que chacun mange ce qu'il désire (à réchauffer au four en même temps).

Mes recettes express pour deux

Côte de porc sauce moutarde

Faites dorer 2 côtes de porc dans le filet avec 1 c. à s. d'huile d'olive, à feu vif 4 min de chaque côté. Salez, poivrez et saupoudrez de thym. En fin de cuisson, ajoutez dans la poêle 1 c. à s. de moutarde, 2 c. à s. de crème épaisse. Laissez chauffer 1 min et servez, avec des haricots verts.

Tournedos au poivre

Saupoudrez de poivre noir concassé les deux faces de 2 tournedos, et faites-le adhérer en pressant avec une spatule. Faites cuire à feu vif les tournedos dans une poêle huilée 2 à 3 min par face pour les garder à point. Salez et disposez-les sur des assiettes. Ajoutez 2 c. à s. de crème fraîche épaisse dans la poêle, faites chauffer 1 min et versez sur la viande. Accompagnez de pâtes sans gluten.

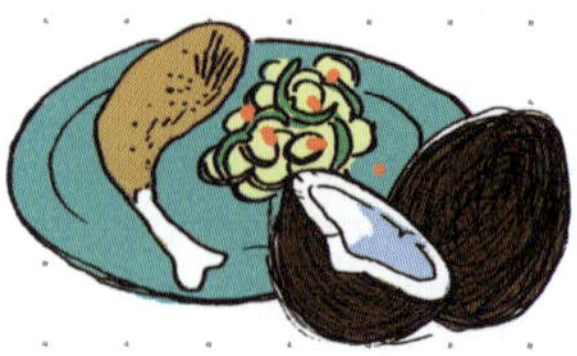

Poulet au lait de coco

Découpez 2 escalopes de poulet en fines lamelles. Faites-les revenir pendant 5 min, à feu vif avec 1 c. à s. d'huile de coco (ou d'olive). Ajoutez 1 c. à c. de curry indien et 4 c. à s. de lait de coco. Salez, poivrez et laissez mijoter 5 min. Servez avec du riz basmati.

Et s'il m'invite au resto... que faire ?

Prenez le pouvoir en douceur... Suggérez un resto que vous connaissez ou au moins un type de cuisine : il est plus facile de manger sans gluten dans un resto japonais (à vous, les sashimis et makis, mais sans sauce soja sucrée) que dans un fast-food. Les alternatives : la brasserie (vous choisirez une salade ou une grillade sans sauce, avec une pomme au four ou des légumes), ou l'italien (risotto et salades composées). Au resto chinois, il y aura toujours des traces de gluten dans les plats, qui contiennent pratiquement tous de la sauce soja. Mais la quantité étant faible, cela pourra vous convenir si vous souhaitez simplement réduire vos apports.

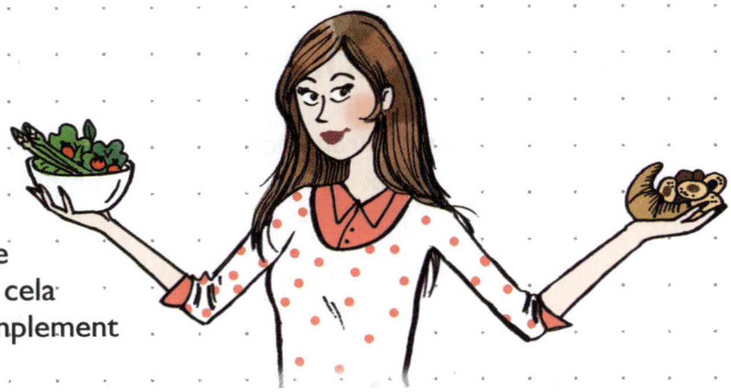

Recettes économiques pour fin de mois difficile...

Manger sans gluten s'avère assez onéreux, même si la plupart des produits, désormais vendus en grandes surfaces, affichent maintenant des prix plus accessibles.

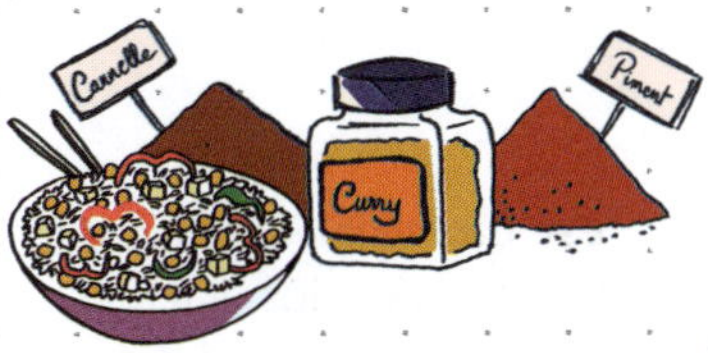

Riz à l'indienne

(Pour 2 personnes)

Faites cuire 150 g de riz basmati dans 1,5 fois son volume d'eau salée pendant 11 min. Gardez au chaud. Faites dorer dans une poêle 1 oignon pelé et haché, 1 petite courgette coupée en petits dés, 30 g de noix de cajou, 30 g de raisins secs avec 1 c. à s. d'huile d'olive. Salez et poivrez, puis ajoutez 1 c. à c. de curcuma, quelques feuilles de coriandre et 2 c. à s. de lait de coco. Laissez chauffer 1 min et mélangez au riz déjà cuit.

Lentilles au jambon

(Pour 2 personnes)

Faites dorer 1 oignon pelé et haché dans une casserole avec 1 c. à s. d'huile d'olive. Ajoutez 150 g de jambon blanc (sans gluten, à vérifier), coupé en petits dés, laissez dorer à feu vif pendant 3 min. Ajoutez 400 g de lentilles cuites au naturel, égouttées (en boîte). Laissez chauffer 4 min à feu très doux et servez avec du persil haché.

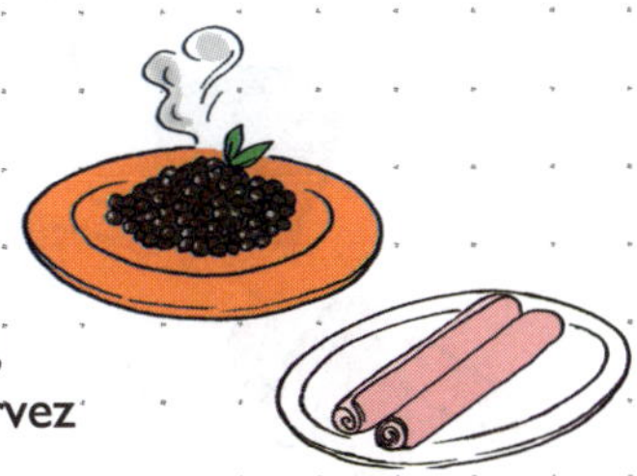

Omelette aux pommes de terre

(Pour 2 personnes)

Battez 4 œufs dans un saladier avec du sel, du poivre, 2 c. à s. de lait et 5 brins de ciboulette hachée. Faites dorer 400 g de pommes de terre cuites à l'eau, pelées et coupées en dés dans une grande poêle, avec 2 c. à s. d'huile d'olive. Versez les œufs par-dessus et laissez cuire comme une omelette habituelle.

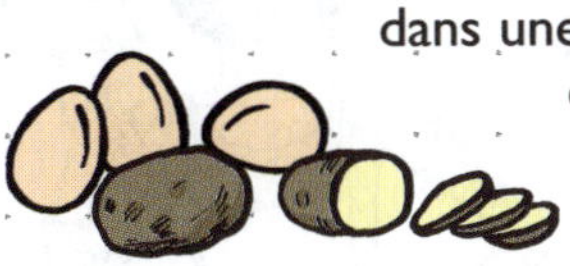

Mes menus pour épater mes amis

Certains plats sont naturellement *gluten free* : profitez-en ! Du coup, pas besoin de parler de vos choix alimentaires… ça simplifie tout !

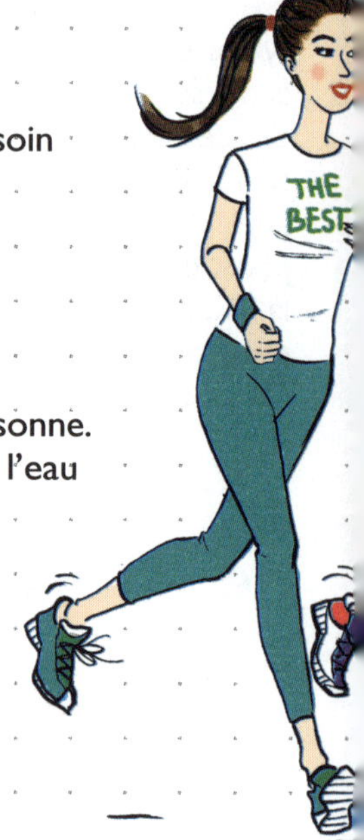

Convivial et naturellement sans gluten !

La raclette

Prévoyez 80 à 100 g de fromage à raclette découpé en tranches par personne. Faites cuire des petites pommes de terre à chair fondante 20 min à l'eau bouillante salée et gardez-les au chaud (200 g par personne). Pour les charcuteries, faites un assortiment, comme d'habitude, mais repérez, pour vous, les produits qui ne contiennent pas de gluten. En général, les charcuteries les plus simples n'en contiennent pas (jambon cru, jambon blanc, viande des Grisons, saucisson sec…), alors que les recettes complexes sont plus risquées (saucisson à l'ail, mortadelle…). Prévoyez une salade verte, des tomates cerise, des bâtonnets de carotte à grignoter pour alléger le repas.

La plancha

On trouve des modèles qui se mettent directement sur la table, c'est convivial et chacun mange ce qu'il veut ! Disposez dans des assiettes de fines tranches de viandes variées (bœuf à griller, escalope de poulet, lamelles de gigot…), et du poisson (cubes de saumon, de cabillaud, crevettes). Accompagnez de salades de crudités et de féculents autorisés (salade de riz, de pâtes sans gluten, de quinoa…). Mettez à disposition du citron, de l'huile d'olive, du vinaigre balsamique, du sel, du poivre, du piment, du ketchup (sans gluten, à vérifier) et une mayonnaise maison. Prévoyez 150 à 200 g de viande et poisson par personne.

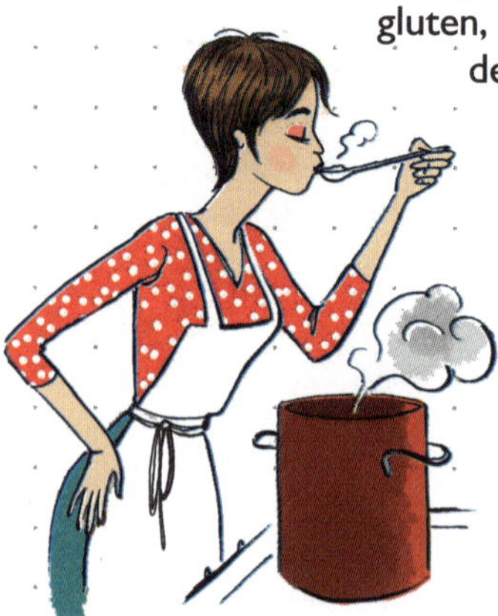

Chili con carne

(Pour 4 personnes)

Faites dorer 1 oignon pelé et haché et 2 poivrons épépinés et coupés en dés dans une cocotte avec 2 c. à s. d'huile d'olive. Ajoutez 400 g de bœuf haché, du sel, du poivre et des épices mexicaines (sans gluten, à vérifier), et laissez dorer 10 min en remuant. Ajoutez ensuite 1 grosse boîte de tomates pelées et 1 grosse boîte de haricots rouges égouttés. Couvrez et laissez mijoter à feu doux 30 min. Servez avec du riz basmati.

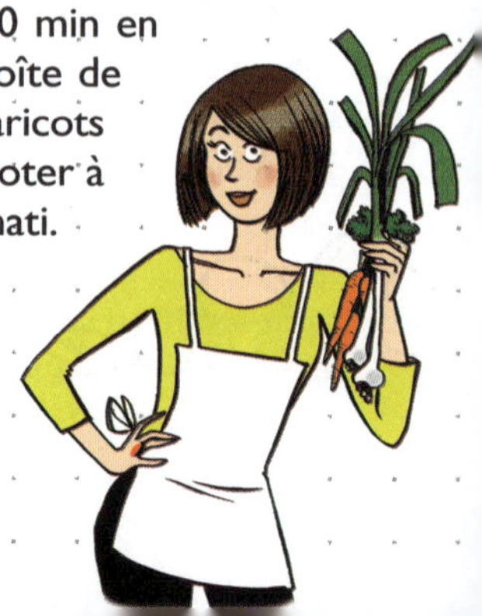

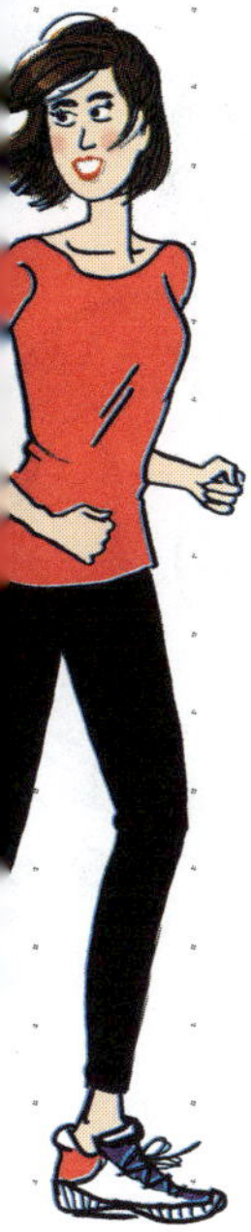

Galettes bretonnes

(Pour 4 personnes)

Mélangez au fouet 400 g de farine de blé noir (sarrasin), 1 belle pincée de sel et 50 cl d'eau froide. Ajoutez éventuellement un peu plus d'eau pour avoir une consistance assez liquide. Faites cuire les galettes dans une grande poêle huilée 2 à 3 min sur chaque face. Garnissez avec du jambon blanc (sans gluten à vérifier), 1 œuf au plat et du fromage râpé, ou des épinards à la crème, des champignons sautés… Accompagnez votre galette d'une salade verte.

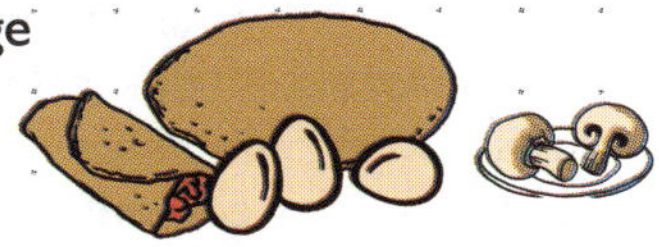

Tartiflette

(Pour 4 personnes)

Pelez, lavez et découpez 1,2 kg de pommes de terre à chair fondante en fines rondelles. Faites-les cuire 10 min à la vapeur. Faites dorer 1 oignon émincé et 150 g de lardons dégraissés (sans gluten, à vérifier) dans une poêle, à feu vif, sans ajouter de matière grasse. Mélangez délicatement les pommes de terre, les lardons et l'oignon dans un plat à gratin. Salez très légèrement, poivrez. Disposez sur la surface 1 reblochon coupé en lamelles. Préchauffez le four à 210 °C (th. 7) et enfournez pour 20 min. Servez avec une salade verte.

Faciles à adapter !

Les tagliatelles au saumon, les lasagnes… Remplacez simplement les pâtes habituelles par des pâtes sans gluten.

Le couscous : remplacez la semoule par une semoule de maïs (en boutique bio).

Et côté desserts…

Prévoyez salade de fruits, fondant au chocolat (recette p. 66), glaces et sorbets.

Comment survivre à une soirée lasagnes ou pizza ?

Vous êtes invitée chez des amis et vous craignez que cela finisse en pizza party ?

- **Si vous êtes intolérante au gluten,** il est indispensable de prévenir votre entourage, et d'apporter éventuellement votre repas, pour simplifier les choses. Vous expliquerez ensuite clairement à vos amis ce que vous mangez : ils prendront alors l'habitude de prévoir un plat adapté.
- **Si vous souhaitez simplement réduire votre consommation de gluten** et rester discrète à ce sujet, mangez ce que l'on vous sert en petite quantité, sélectionnez les plats qui vous semblent sans gluten (salade verte, fruit, fromage…) et reprenez vos nouvelles habitudes dès le lendemain.

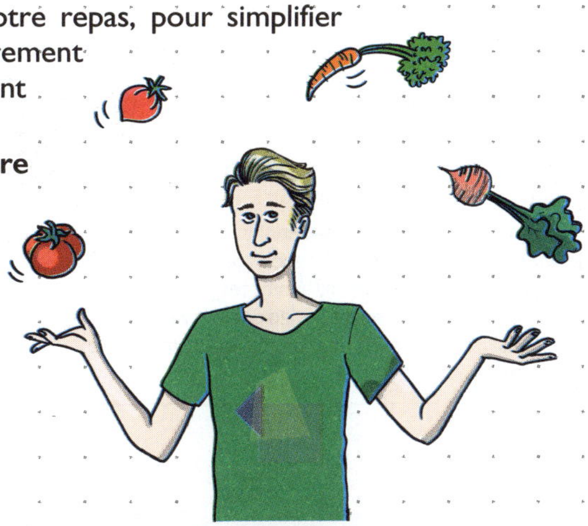

Mes déjeuners au bureau

Préparez vous-même votre repas, c'est plus sûr ! Vous maîtriserez à la fois l'absence de gluten et l'apport calorique global de votre repas. Mais prenez un peu de temps pour réfléchir à la composition de vos menus, sinon ils risquent de devenir très vite monotones. Si vous le pouvez, gardez au bureau quelques aliments indispensables : des galettes de riz ou de maïs (pour compléter un menu pauvre en féculents), des compotes, une mini-bouteille d'huile d'olive et de vinaigre et des yaourts (si vous disposez d'un réfrigérateur).

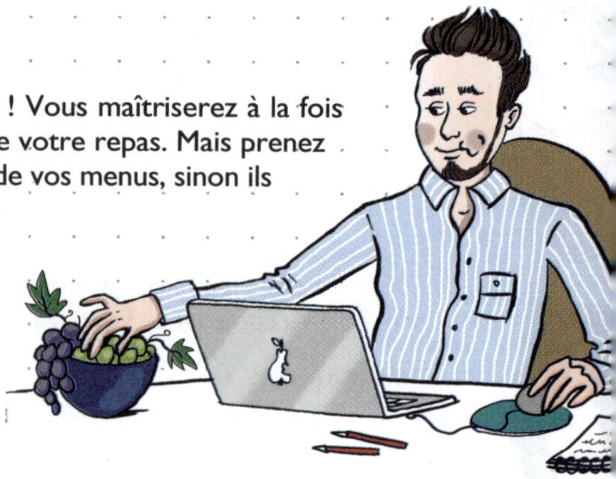

Mes menus avec salades des 4 saisons

PRINTEMPS

Salade du printemps

- Fromage blanc
- Fraises à grignoter
- Pain sans gluten

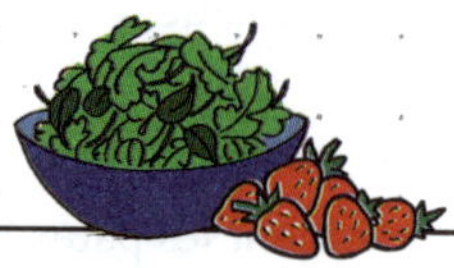

Salade du printemps (pour 1 personne)

Disposez dans un bol hermétique 100 g de pommes de terre cuites à l'eau, 100 g de fèves crues pelées, quelques radis rouges coupés en rondelles, 1 tomate coupée en dés, 1 poignée de roquette et 1 œuf dur coupé en rondelles. Décorez de pignons grillés. Assaisonnez avec de l'huile d'olive, du vinaigre balsamique, du sel et du poivre au moment de déguster.

ÉTÉ

Salade d'été

- Yaourt à boire
- Billes de melon
- Pain sans gluten

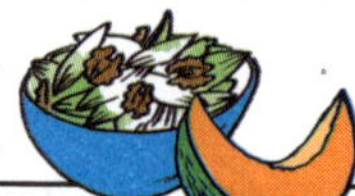

Salade d'été (pour 1 personne)

Disposez dans un bol hermétique 2 tomates coupées en dés, 60 g de haricots verts cuits à la vapeur, 100 g de pâtes de maïs cuites, ¼ de concombre coupé en dés et 100 g de thon. Ajoutez du basilic ciselé et 1 oignon nouveau lavé et haché. Assaisonnez avec une touche de mayonnaise (sans gluten, à vérifier) au moment de déguster.

AUTOMNE

Salade d'automne

- Yaourt au soja
- Compote pomme-poire à la cannelle
- Pain sans gluten

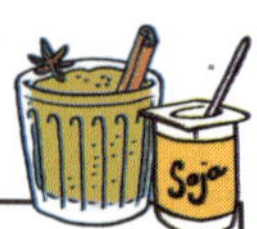

Salade d'automne (pour 1 personne)

Disposez dans un bol hermétique 100 g de riz cuit, du chou chinois haché, 2 figues coupées en lamelles, 2 tranches de jambon cru émincées. Saupoudrez de graines de tournesol. Assaisonnez avec de l'huile de sésame, du vinaigre de riz, du sel et du poivre au moment de déguster.

HIVER

Salade d'hiver

- Petit-suisse au miel
- Fruits découpés : kiwi, orange et banane
- Pain sans gluten

Salade d'hiver (pour 1 personne)

Disposez dans un bol hermétique 100 g de quinoa cuit, 1 endive émincée, ½ pomme coupée en dés, des lamelles de comté et des cerneaux de noix. Ajoutez de la coriandre effeuillée. Assaisonnez avec de l'huile de noisettes, du vinaigre de cidre, du sel et du poivre au moment de déguster.

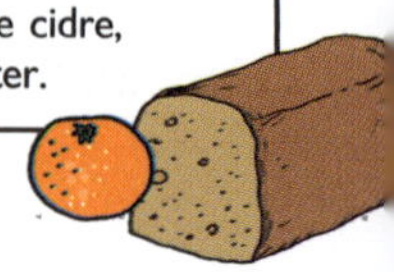

Je fais du sport à l'heure du déjeuner

Pensez à prendre un en-cas 1 heure avant la séance : 1 poignée de fruits secs, 1 fruit ou 2 galettes de riz et 1 portion individuelle de fromage (sans gluten, à vérifier) et à bien vous hydrater pendant et après l'activité.
Après le sport, prévoyez un menu digeste et rapide à manger (car vous manquerez sans doute de temps !). Salade de pâtes sans gluten, sandwich maison avec pain sans gluten, fromage, crudités… Les laitages (yaourts, lait, fromage blanc) et les fruits favorisent une bonne récupération musculaire.

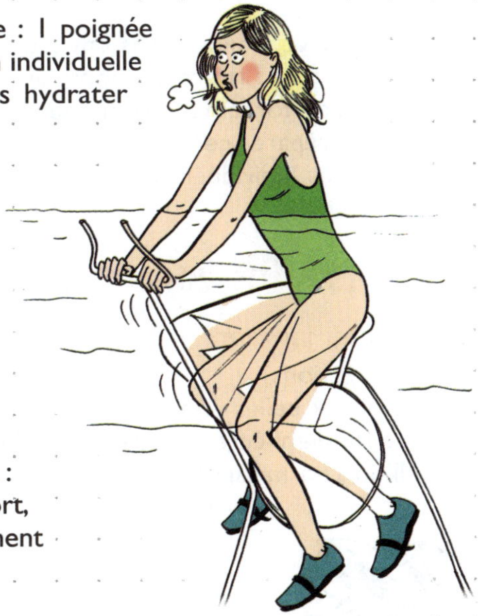

Je crée mes bentos !

Pensez à la petite boîte maligne qui vous suit partout : en réunion, au parc en face du bureau, à la salle de sport, au cours de yoga… Optez pour une boîte parfaitement hermétique avec accumulateur de froid.

Bento japonais
- Makis au saumon (du commerce)
- Salade de chou au sésame noir
- Makis à l'avocat (du commerce)
- Mangue découpée

Bento light
- Salade de betteraves et endives
- Jambon blanc et cornichons
- Faisselle à 0 % de matière grasse et aux fines herbes
- Salade d'oranges et pomelo

Bento poulet
- Chou rouge et carotte râpée, citron, huile d'olive, noisettes hachées
- Poulet rôti froid émincé
- Vermicelles de riz, huile d'olive, vinaigre de riz
- Cubes d'ananas

Bento vietnamien
- Rouleau de printemps aux crevettes
- Salade de soja
- Travers de porc grillés
- Litchis

Bento veggie
- Salade de lentilles et riz complet
- Confit d'aubergines (en conserve)
- Tomates et dés de feta
- Compote pomme-rhubarbe

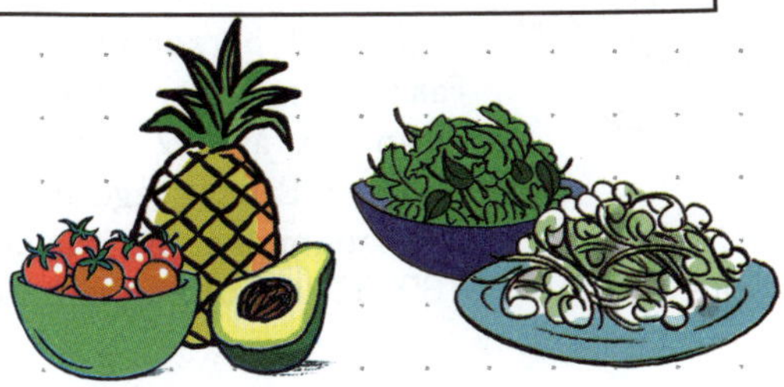

Mes dîners cocooning

Seule ce soir et vraiment pas envie de cuisiner ? Chouchoutez-vous malgré tout : la préparation d'un bon petit plat sans gluten ne prend pas forcément beaucoup de temps ! Vous pouvez également préparer certains plats à l'avance, et les conditionner en barquettes individuelles...

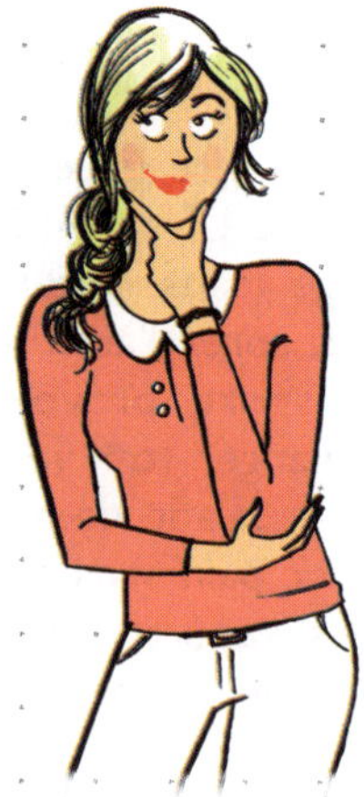

Petits gratins gourmands

Endives au jambon

(Pour 2 portions)

Faites cuire 4 belles endives à la vapeur pendant 15 min. Égouttez-les parfaitement. Versez 40 cl de lait demi-écrémé, 30 g de fécule de maïs et 20 g de beurre dans une casserole. Portez à ébullition en mélangeant avec un fouet. Laissez bouillir 1 min, puis retirez du feu. Salez, poivrez, ajoutez 1 pincée de noix muscade et 40 g de comté râpé. Roulez chaque endive dans 1 tranche de jambon blanc (sans gluten, à vérifier), puis rangez-les dans un plat à gratin. Nappez de sauce et saupoudrez de comté râpé (30 g). Faites gratiner à four chaud (15 min) et dégustez chaud. Vous pouvez garder une portion au frais et la réchauffer le lendemain 2 min au micro-ondes.

Purée aux œufs

(Pour 1 personne)

Préparez un sachet individuel de purée (sans gluten, à vérifier), comme indiqué sur l'emballage, puis versez la purée dans un petit plat à gratin. Ménagez deux creux à l'aide d'une cuillère et cassez 1 petit œuf dans chacun. Salez, poivrez et saupoudrez de parmesan râpé. Faites cuire 5 à 8 min au four à 180 °C (th. 6) selon la cuisson désirée.

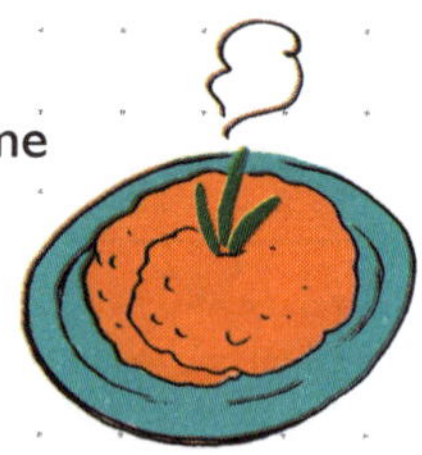

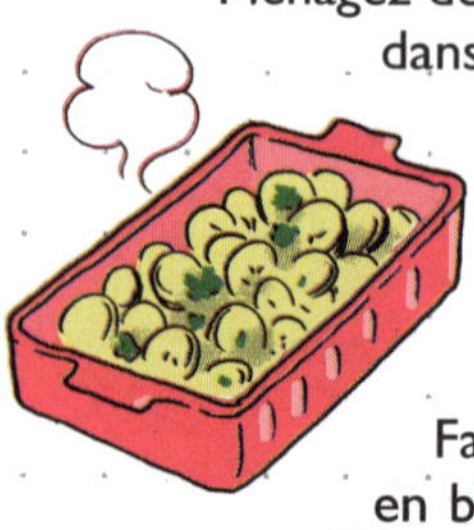

Gratin d'épinards au chèvre frais

(Pour 1 personne)

Faites décongeler à feu doux 200 g d'épinards surgelés nature, hachés ou en branches, avec 2 c. à s. d'eau, 1 gousse d'ail pelée et hachée et 1 c. à c. d'huile d'olive. Laissez légèrement tiédir et ajoutez 70 g de chèvre frais. Versez dans un plat à gratin, saupoudrez de parmesan (1 c. à s.) et de pignons (1 c. à s.). Faites gratiner au four à 180 °C (th. 6) pendant 10 min environ. Dégustez chaud.

En cas de grosse fatigue… je me fais quoi à dîner ?

Oubliez le livreur de pizzas et le couscous du resto d'en bas… En revanche, vous pouvez vous offrir :

- I bon plat de coquillettes sans gluten avec du fromage râpé ;
- I risotto tout simple au safran ;
- I bol de soupe de légumes en brique ou surgelée (sans gluten, à vérifier), avec des croûtons de pain de mie sans gluten ;
- I salade de mâche avec des gésiers (bonne nouvelle, c'est sans gluten !)…

Mes desserts express rien que pour moi

Pomme à la cannelle

Pelez I pomme et retirez-en le centre avec un couteau pointu. Arrosez-la de jus de citron. Disposez-la dans un ramequin, saupoudrez de 2 c. à c. de cassonade et d'I pincée de cannelle. Couvrez de film alimentaire percé de quelques trous et faites cuire 2 min au micro-ondes. Laissez reposer I min et dégustez.

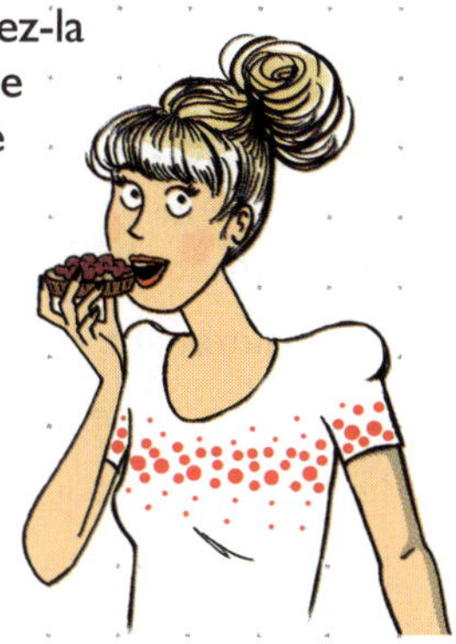

Mugcake aux framboises

Mélangez dans un mug : 3 c. à s. rases de fécule de maïs, I pincée de levure chimique (sans gluten, à vérifier), 2 c. à s. de sucre roux, I œuf, 10 g de beurre fondu. Ajoutez quelques framboises fraîches ou surgelées et mélangez. Faites cuire 2 min au micro-ondes, puis laissez reposer 2 min. Dégustez tiède ou froid.

Crème choco-café

Versez dans une petite casserole 20 cl de lait demi-écrémé ou végétal. Ajoutez 2 c. à c. de sucre, I c. à s. rase de fécule de maïs, I barre de chocolat noir coupée en carrés, et ½ c. à c. de café soluble. Mélangez au fouet sur feu moyen. Laissez bouillir I min, puis versez dans un ramequin. Dégustez tiède ou froid.

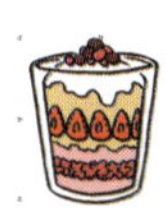

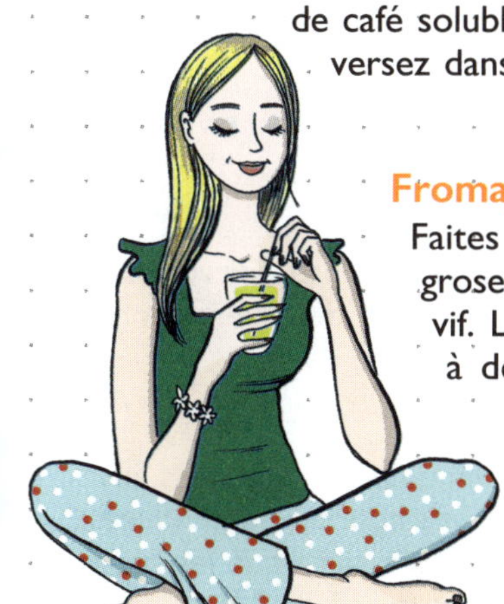

Fromage blanc aux fruits rouges

Faites chauffer 150 g de fruits rouges surgelés (framboises, cerises, groseilles…) avec I c. à c. de cassonade dans une petite casserole, à feu vif. Laissez bouillir 3 à 4 min, en remuant. Versez dans une assiette à dessert, laissez légèrement tiédir et démoulez une faisselle de fromage blanc par-dessus. Saupoudrez légèrement de cassonade (facultatif) et dégustez aussitôt.

CHAPITRE 5

MINCIR SANS GLUTEN

Même si un régime sans gluten n'est pas censé vous faire maigrir, il est tout à fait possible que vous ayez perdu quelques kilos ou que votre silhouette se soit affinée ! Un changement des habitudes alimentaires a très souvent cet effet, au moins de façon transitoire, et ce n'est pas spécifique au régime sans gluten. C'est peut-être ce que vous souhaitiez, mais attention, ne réduisez pas trop vos apports caloriques au risque de développer certaines carences alimentaires.

J'ai minci ou pas ? C'est le moment de faire le point !

1. Le matin au petit déjeuner, je ne sais pas quoi manger… ☐ OUI ☐ NON
2. J'ai maintenant moins d'appétit qu'avant mon régime sans gluten. ☐ OUI ☐ NON
3. Le quinoa et le riz, ce n'est vraiment pas mon truc ! ☐ OUI ☐ NON
4. Je mange surtout des salades, car je n'ai pas le temps de cuisiner. ☐ OUI ☐ NON
5. J'ai complètement banni le pain, c'est plus simple. ☐ OUI ☐ NON
6. Les produits sans gluten sont beaucoup trop chers pour moi. ☐ OUI ☐ NON
7. Par goût, je préfère les légumes aux féculents. ☐ OUI ☐ NON
8. Il m'arrive de sauter mon repas de midi, car je ne sais pas quoi manger. ☐ OUI ☐ NON
9. Je digère très mal les lentilles, les haricots… donc je les évite. ☐ OUI ☐ NON
10. J'ai stoppé les desserts sucrés, je les ai remplacés par des fruits. ☐ OUI ☐ NON

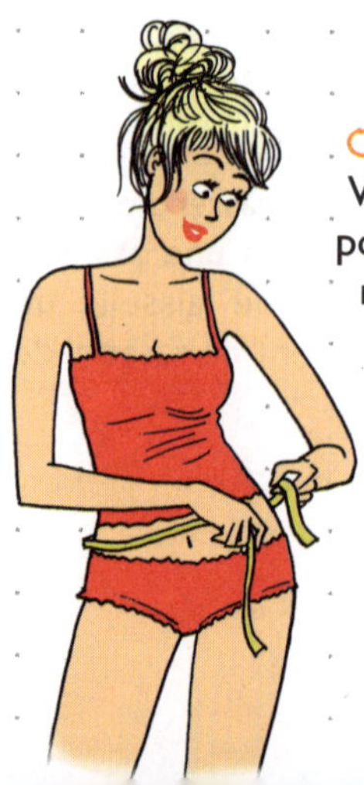

RÉSULTAT DU TEST

○ Vous avez répondu moins de 4 « Oui »

Vous avez sans doute minci car votre corps se rééquilibre. Surveillez-le pour ne pas trop perdre de poids et faites en sorte de diversifier au maximum vos menus.

○ Vous avez répondu 5 à 7 « Oui »

Attention à ne pas trop restreindre votre alimentation, car vous allez vous lasser et vous risquez de déséquilibrer vos apports alimentaires. Revoyez la liste des produits sans gluten autorisés, ainsi que les bases de l'équilibre alimentaire au début de ce cahier (p. 12 et 24).

○ Vous avez répondu 8 à 10 « Oui »

Stop ! Reprenez toutes les bases ! Le fait d'opter pour une alimentation sans gluten, quelle que soit votre motivation, ne doit pas vous éloigner de l'équilibre et de la diversité. Augmentez globalement les quantités alimentaires, et n'éliminez aucun groupe d'aliments (surtout les féculents). Repesez-vous régulièrement pour vérifier que votre poids ne continue pas à descendre.

Je calcule mon poids idéal

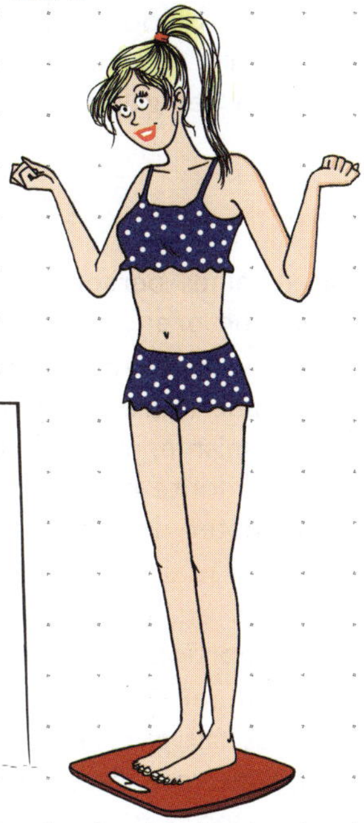

Votre poids idéal dépend bien sûr de votre morphologie (longiligne ou plutôt ronde...) et de votre âge. L'IMC (Indice de Masse Corporelle) vous donne un repère pour vous situer par rapport à la moyenne.

Pour calculer votre IMC : divisez votre poids (en kg) par votre taille au carré (en mètre).
Le résultat doit être compris **entre 20 et 25.**
Par exemple : vous mesurez 1,68 m et vous pesez 62 kg.
Votre IMC est égal à 62/2,82 = 22, donc tout à fait dans la norme.

→ Mon IMC est : ....

Un rééquilibrage bénéfique

Si vous avez perdu 3 ou 4 kg en reprenant des habitudes alimentaires plus saines (arrêt du grignotage, cuisine maison...) et que votre poids se stabilise, c'est parfait ! Vous vous sentez sans doute plus légère, moins gonflée, vous avez retrouvé votre silhouette et votre tonus... Poursuivez sur le même rythme !

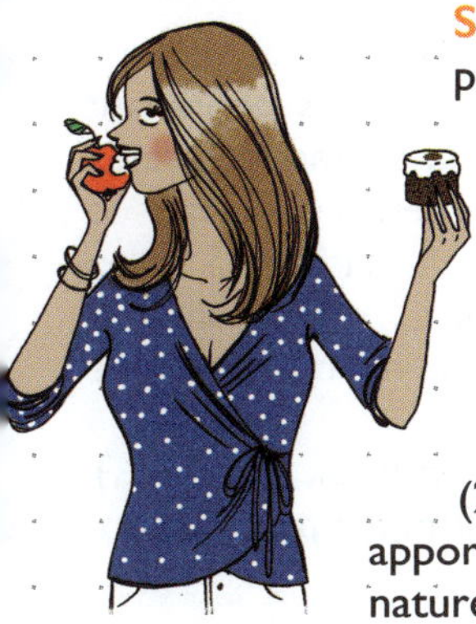

Si votre poids est stable, cela signifie que vos apports caloriques correspondent parfaitement à vos dépenses. Pensez simplement à les réajuster si vous augmentez votre activité, en consommant un peu plus de féculents ou de pain (100 à 150 g de féculents ou 50 à 60 g de pain en plus, si vous êtes très active).

Ouf ! J'ai stoppé le grignotage !

C'est en effet une bonne chose, et cela peut expliquer votre perte de poids. Mais le grignotage représente un apport calorique souvent élevé (200 à 500 kcal par jour, voire plus...), donc vous devez majorer vos apports lors des principaux repas. C'est une correction qui se fait en général naturellement, car on arrive au moment du repas en ayant réellement faim !

La mauvaise idée : j'ai réduit les féculents !

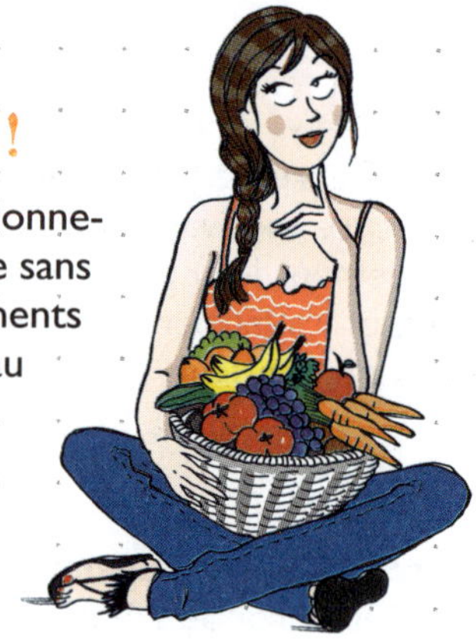

Les féculents apportent des glucides indispensables au bon fonctionnement du cerveau et des muscles, notamment. En passant au régime sans gluten, on a tendance à se jeter sur les légumes, qui sont des aliments sûrs, car toujours dépourvus de gluten. Pensez à en consommer au moins une fois par jour, mais prévoyez du pain à chaque repas, ou bien des galettes de riz, de maïs…

Help, je prends du poids !

Si certaines personnes maigrissent lorsqu'elles passent au sans gluten, d'autres peuvent en revanche prendre du poids. Et cela pour différentes raisons :

- **Vous étiez très mince, peut-être même en sous-poids** (IMC inférieur à 18). En rééquilibrant votre alimentation et en excluant une substance qui ne convenait pas à votre organisme, vous assimilez mieux, et revenez à votre réel poids de forme. Vous êtes sans doute en meilleure forme, plus dynamique, moins vite fatiguée… Vous pouvez donc accepter de prendre quelques kilos.
- **Vous mangez davantage, car vous avez perdu vos repères habituels.** Cette prise de poids est sans doute transitoire, pas d'inquiétude. Surveillez-la et réduisez globalement les portions à table, tout en bougeant peut-être davantage…
- **Changer d'alimentation vous stresse** car vous vivez mal les contraintes, et cette pression vous fait grossir. Il vous est peut-être difficile de gérer votre alimentation à l'extérieur, quand vous êtes invitée. Cuisiner davantage vous complique également la vie… En fait, manger sans gluten n'est pas forcément très compliqué. Et, bien souvent, la contrainte ne vient pas du régime lui-même, mais de l'idée qu'on s'en fait… Juste l'idée de ne plus pouvoir manger ce qu'on veut quand on veut.
- **Vous mangez des aliments à index glycémique élevé,** qui ne vous rassasient pas et vous poussent à manger souvent, en quantité mal adaptée.

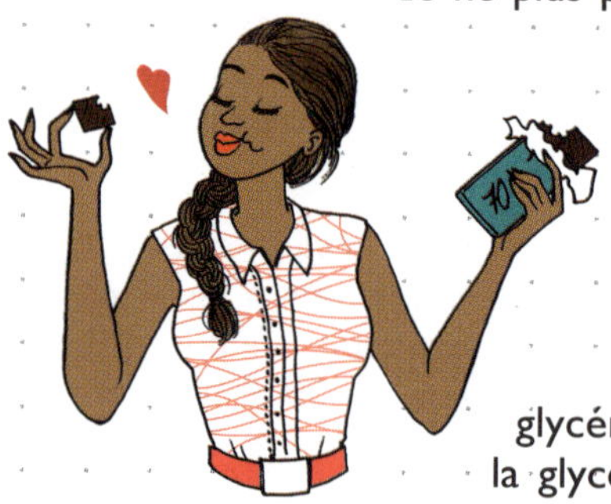

L'index glycémique (IG), c'est quoi ?

C'est une donnée qui concerne les aliments contenant des glucides : féculents et fruits essentiellement. L'index glycémique d'un aliment représente ses effets au niveau de la glycémie (taux de glucose dans le sang). Un aliment à index glycémique élevé (sucre, boissons sucrées, pain blanc…) fait monter la glycémie rapidement et assez haut. Vous secrétez alors de l'insuline pour normaliser votre glycémie, qui risque de descendre trop bas. Résultat : vous avez faim…

Les aliments à index glycémique bas (pâtes, lentilles, pain complet riche en graines, pomme…), assimilés progressivement, modifient peu la glycémie. Ils rassasient plus longtemps et évitent les fringales entre les repas.

Repérez donc les aliments à IG élevés !

Les aliments à IG élevés sont à réduire si vous avez pris du poids.
Il s'agit des galettes de riz, des pétales de maïs pour petit déjeuner, des biscuits sans gluten type gaufrettes, du pain de mie blanc, du riz blanc, des pâtes de riz et de maïs, des pommes de terre en purée…

➾ À remplacer par : les lentilles, les pois chiches, les haricots rouges, les flageolets, le riz complet, le pain à mie dense et aux graines, les pâtes complètes à base de sarrasin, les flocons de sarrasin et de millet, le quinoa, les pommes de terre cuites à la vapeur avec leur peau, les fruits frais et secs, les fruits oléagineux, le chocolat noir.

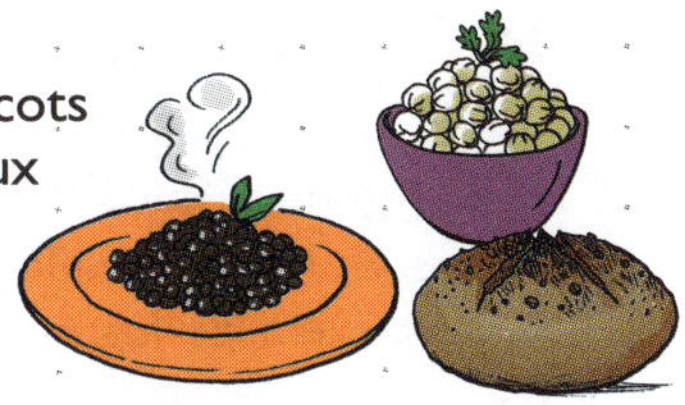

Pourquoi j'ai tout le temps faim ?

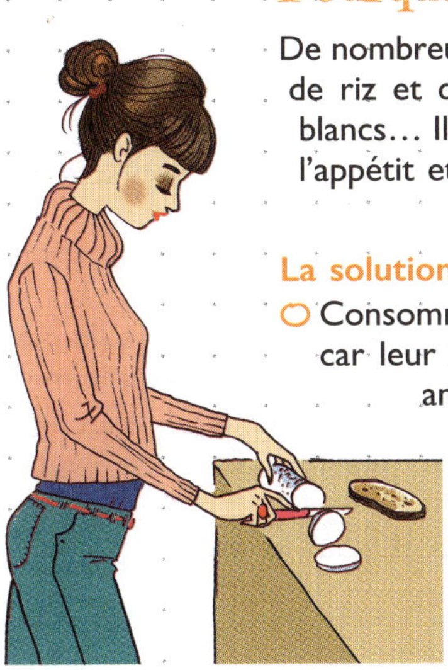

De nombreux aliments sans gluten ont un index glycémique élevé : galettes de riz et de maïs, tartines craquantes au sarrasin, riz et farine de riz blancs… Il est donc possible qu'une alimentation sans gluten vous ouvre l'appétit et favorise le grignotage entre les repas.

La solution ?

- Consommez régulièrement des légumineuses (lentilles, pois chiches…) car leur IG est particulièrement bas. Associées au riz blanc, elles en améliorent le score.
- Associez le plus souvent possible les légumes et les féculents (ratatouille + riz, haricots verts + pommes de terre…), car les fibres des légumes équilibrent la glycémie et rassasient.
- Pour les collations : associez aux galettes de riz et de maïs une portion de fromage ou tartinez-les de beurre, ce qui améliore leur index glycémique.

Mon score « contrainte » versus « plaisir »

Trouvez un maximum d'idées… et faites le bilan en notant ci-dessous vos petits plaisirs sans gluten *versus* les produits qui en contiennent et qui vous manquent… Si la colonne « mes nouveaux aliments plaisir » (sans gluten) est moins remplie que la colonne des aliments « interdits », il y a fort à parier que ce régime vous pèse au quotidien. Soyez donc créative et cherchez à développer de nouvelles recettes, et à goûter des aliments inhabituels (panais, kasha…) pour varier les plaisirs.

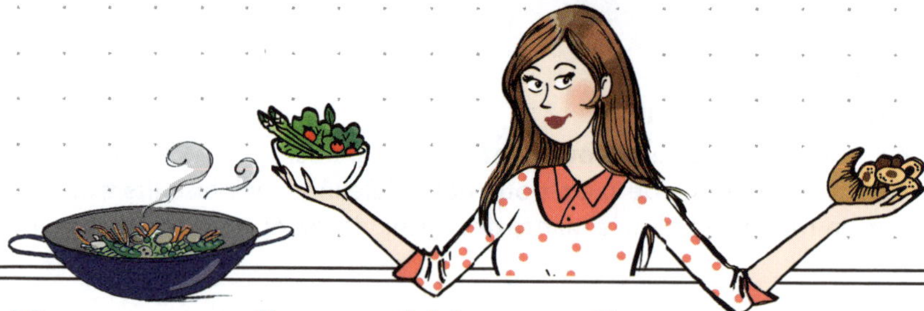

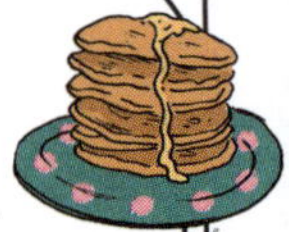

Mes nouveaux aliments plaisir…

- Mes petits pains sans gluten aux graines qui sortent du four
- Les woks de nouilles de riz avec plein de légumes
- ……………………………………
- ……………………………………

Ça me manque…

- Le croissant le dimanche matin
- Ma barre de céréales au goûter
- ……………………………………
- ……………………………………
- ……………………………………
- ……………………………………

Les trucs pour gérer ma faim

- Prévoyez des légumes à tous les repas, en complément des féculents : salade verte, tomates, haricots verts…
- Consommez suffisamment de protéines, car elles ont un effet rassasiant : viande, poisson, œufs, laitages maigres.
- Prenez le temps de mâcher. Posez-vous au moins 20 minutes lors de chaque repas (idéalement 30 à 40 minutes) et mangez dans le calme, sans faire autre chose en même temps.
- Complétez le plat par un laitage et un fruit et, si vous êtes rassasiée sur le moment, décalez le fruit pour le moment où la faim revient, l'important étant de répondre à votre faim quand elle est vraiment là, sans l'anticiper.
- Plutôt que les galettes de riz et les tartines craquantes, optez pour un pain sans gluten aux graines pour accompagner vos repas.

Le goûter, j'y ai droit !

Mieux vaut prévoir des collations équilibrées que de vous laisser entraîner dans un grignotage sauvage… Prenez donc l'habitude de consommer un fruit, un laitage ou une poignée de fruits secs dans l'après-midi si vous avez un petit creux. Il est d'ailleurs possible que ce besoin soit transitoire.

Vive les fruits !

Sans gluten, light, gourmands et à IG bas, ils vous aident à passer les caps difficiles. Nature à croquer, découpés, en compote… Une portion de fruit (150 g) représente moins de 100 kcal et vous cale jusqu'au repas suivant.
Pour changer, pensez aussi aux fruits cuits (pomme au four, poire cuite au micro-ondes…) et ne vous interdisez pas la banane, idéale en cas de grosse fringale.

CHAPITRE 6

LE RÉGIME SANS GLUTEN, C'EST POUR LA VIE ?

Après ce régime spécifique, faut-il vous résoudre à ne plus jamais manger d'aliments contenant du gluten ? En fait, cela dépend de ce qui a motivé votre changement d'alimentation. Les spécialistes estiment que si l'intolérance au gluten (ou maladie cœliaque) nécessite en effet un régime à vie, pour d'autres personnes « sensibles » au gluten, c'est l'excès qui pose problème, mais qu'une certaine quantité peut être tolérée. Cet état peut par ailleurs évoluer : ce que vous ne supportiez pas hier peut devenir acceptable aujourd'hui. L'important est surtout de bien vous connaître et de détecter les petits signes qui vous montrent que la dose acceptable est dépassée : fatigue, impression de lourdeur, problèmes digestifs, douleurs musculaires ou articulaires…

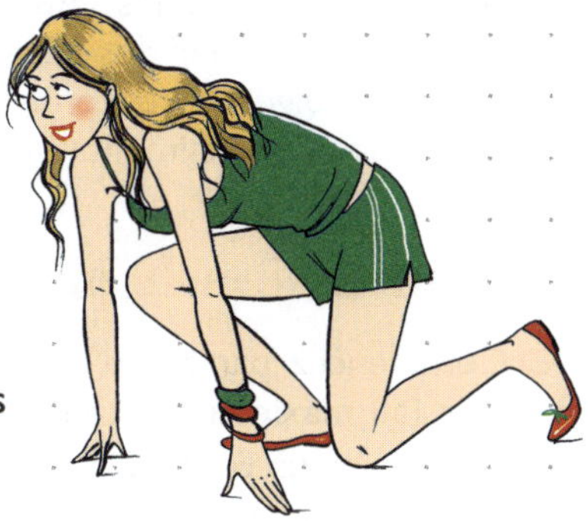

Je continue ou pas à manger sans gluten ?

Cas n° 1 : c'est (a priori) pour toujours…

Si vous avez été diagnostiquée intolérante au gluten par test sanguin, il faut vous faire une raison : l'intolérance au gluten ne régresse pas, et vous devez suivre ce régime de façon très stricte, tout au long de votre vie. La moindre trace de gluten réactiverait les réactions immunitaires de votre organisme, aboutissant progressivement à la destruction des cellules de l'intestin grêle. Restez vigilante et continuez à découvrir de délicieux ingrédients… vous vous passerez très bien du gluten !

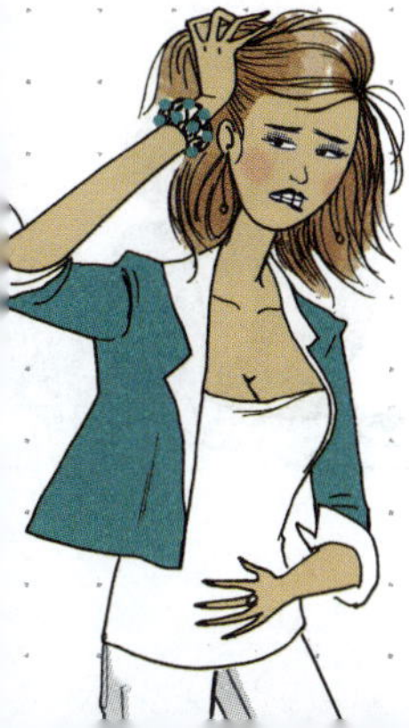

Cas n° 2 : déterminez votre seuil de tolérance

Il existerait, chez les personnes « sensibles » au gluten, un seuil personnel de tolérance. Si votre diagnostic sanguin était négatif, mais que vous vous sentez mieux en ayant évité le gluten, vous pouvez sans doute le réintroduire très progressivement et en petite quantité.

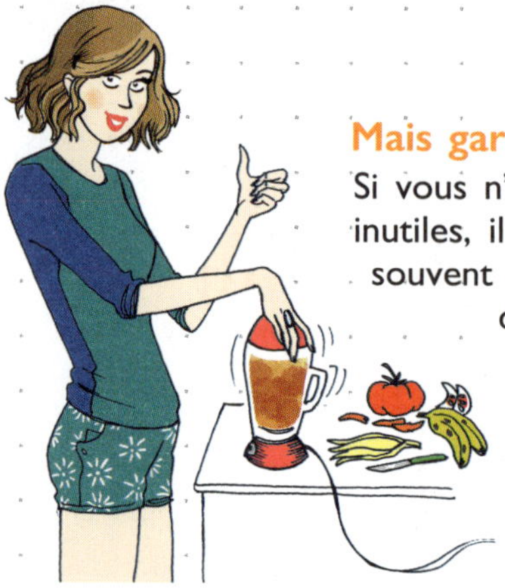

Mais gardez votre bon sens…

Si vous n'avez pas été diagnostiquée intolérante, pas de restrictions inutiles, il n'y a aucune raison objective de suivre un régime strict, souvent coûteux et peut-être même frustrant. Attention à la mode des régimes « sans », mal équilibrés et trop contraignants : ils finissent par être responsables de carences et de déséquilibres (avec perte ou prise de poids). Après une période sans gluten qui vous a sans doute fait du bien, revenez doucement vers une alimentation plus diversifiée.

Comment réintroduire le gluten… sans faux pas

Après plusieurs semaines sans gluten, votre corps n'est plus habitué à gérer cette substance. Le fait de consommer des dérivés du blé de façon inconsidérée va probablement provoquer des troubles digestifs (ballonnements, sensation de digestion lente…). Il est donc important de bien choisir les aliments que vous allez consommer à nouveau et de savoir les doser.

Comment je m'y prends ?

- Commencez par réintroduire dans vos menus un seul aliment contenant du gluten par jour (au maximum), et en petite quantité.
- Lorsque vous êtes sûre que cela ne pose pas de problème, passez à un autre aliment.
- Attention au cumul : votre seuil de tolérance ne sera peut-être que de 2 ou 3 portions d'aliments contenant du gluten par semaine… N'allez pas trop vite et écoutez les messages de votre corps !

Et à l'extérieur ?

Si vous souhaitez élargir votre régime, vous pouvez également opter pour une autre stratégie : mangez sans gluten à la maison (chaque fois que vous pouvez) et acceptez les écarts lorsque vous sortez. Attention, néanmoins, à ne pas cumuler plusieurs sources de gluten au sein d'un même repas : biscuits apéro + pizza + gâteau… ça fait trop ! Renseignez-vous sur le menu lorsque vous êtes invitée et faites des choix… Et, au restaurant, sélectionnez les plats qui contiennent peu de gluten (riz, pommes de terre…) sans vous préoccuper de la possible présence de gluten dans une sauce ou une glace…

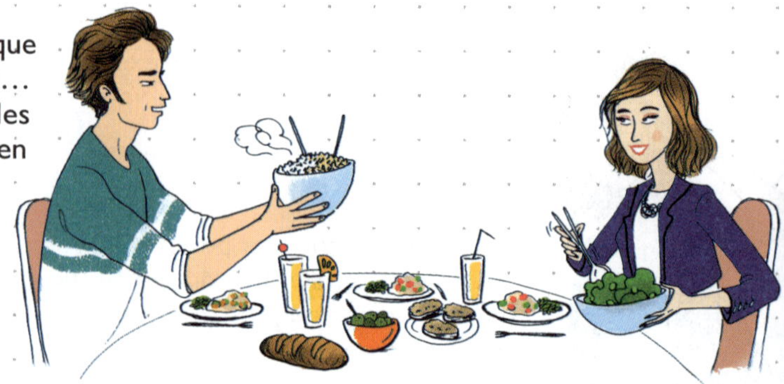

5 ingrédients chouchous pour renouer en douceur avec le gluten

Le petit épeautre

Cette céréale traditionnellement cultivée dans le Sud de la France est une « cousine » du blé. Elle contient donc du gluten mais en quantité moindre que le blé moderne utilisé pour la préparation du pain et des pâtes. Le petit épeautre est une céréale d'excellente valeur nutritionnelle, riche en fibres, en minéraux et en vitamines du groupe B (indispensables au bon fonctionnement cellulaire).

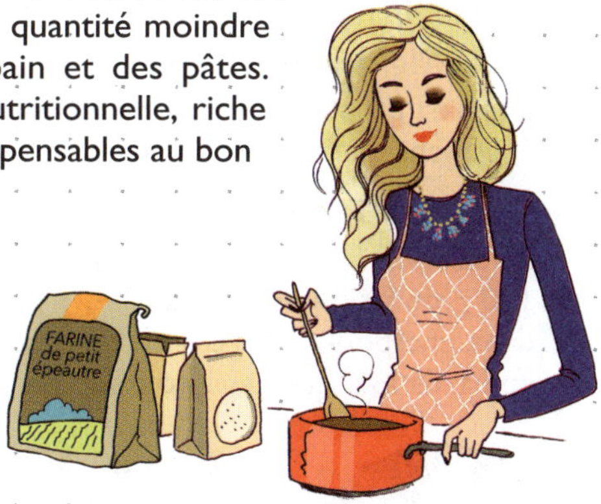

En quelle quantité ?

Pour commencer, intégrez par exemple 2 c. à s. de petit épeautre dans un menu, en l'associant à des légumes (ratatouille, tomates au four, brocolis vapeur...) ou en remplaçant, dans un pain ou un gâteau maison, 2 c. à s. de farine sans gluten (riz, maïs) par de la farine d'épeautre.

Comment le cuisiner ?

Faites tremper 100 g de petit épeautre dans un saladier d'eau froide pendant une nuit. Le lendemain, égouttez-le et faites cuire les graines pendant 20 min à l'eau bouillante salée. Égouttez et servez avec des légumes : champignons sautés, confit d'aubergines (du commerce ou maison...).

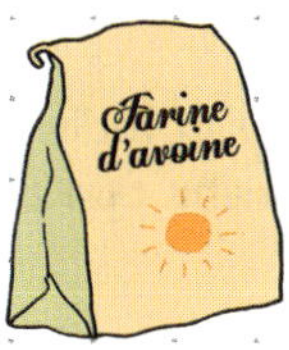

L'avoine

L'avoine ne contient pas de gluten (gliadine), mais d'autres protéines de structure proches pouvant provoquer des troubles similaires chez les personnes intolérantes ou sensibles. Par ailleurs, l'avoine est souvent contaminée par le blé car elle suit les mêmes filières que ce dernier. On trouve dans le commerce de l'avoine portant le logo « sans gluten ». L'idée, dans cette phase de diversification, est de réintroduire de l'avoine standard, sans logo. On trouve surtout de l'avoine en flocons, parfaite pour réaliser le porridge. Riche en fibres solubles, l'avoine peut aider à réguler naturellement votre taux de cholestérol.

En quelle quantité ?

Testez votre tolérance avec 20 à 30 g de flocons d'avoine.

Comment la cuisiner ?

Goûtez le porridge aux fruits ! Faites cuire à feu doux 30 g de flocons d'avoine dans 20 cl de lait d'avoine (ou de lait de vache), pendant 3 min. Versez dans un bol, ajoutez 1 c. à s. de raisins secs, ½ pomme coupée en dés et des amandes hachées. Puis sucrez avec une touche de miel liquide.

Le kamut

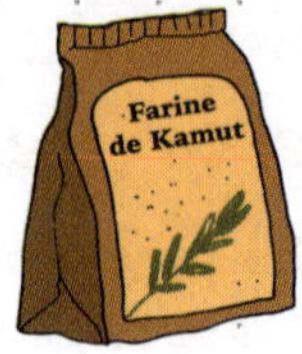

Le kamut est une ancienne variété de blé originaire d'Égypte. Comme l'épeautre, il contient du gluten, mais en plus faible quantité que le blé moderne. Blé d'excellente qualité (fibres, calcium, fer, magnésium...), il a en plus un goût délicieux. Vous le trouverez sous forme de pâtes, de pétales pour le petit déjeuner et de farine, en boutique bio.

En quelle quantité ?

Intégrez un plat de pâtes de kamut (moitié pâtes, moitié légumes), une fois par semaine, ou 1 tranche de pain de kamut, 2 à 3 fois par semaine.

Comment le cuisiner ?

Et si vous faisiez des crêpes à la farine de kamut ? Mélangez 100 g de farine de kamut, 100 g de farine de riz blanche, 1 pincée de sel, 25 cl de lait et 2 œufs. Faites cuire les crêpes dans une poêle légèrement huilée. Servez chaud, avec une garniture salée (jambon, fromage, épinards à la crème...) ou sucrée (chocolat fondu, miel, compote...).

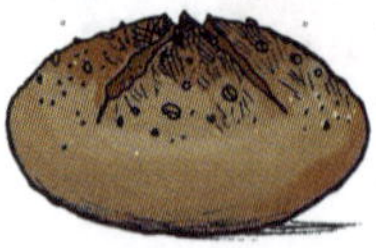

Le pain au levain bio

Comment renouer avec le pain traditionnel ? Optez pour un pain bio, semi-complet au levain. Le pain au levain subit une fermentation lente qui rend sa mie plus digeste. Évitez les pains trop riches en fibres pour commencer (pain au son ou à la farine complète), car ils peuvent provoquer des ballonnements. Et préférez un pain pas trop frais, que vous ferez griller pour mieux le digérer.

En quelle quantité ?

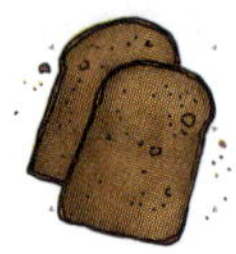

1 tranche de 30 à 40 g, 2 à 3 fois par semaine.

Comment le cuisiner ?

Faites-vous des tartines au four. Coupez 1 fine tranche de pain de campagne au levain (utilisez le pain de la veille de préférence). Garnissez-le d'1 tranche de jambon et d'1 tranche fine de comté. Passez sous le gril 4 min et décorez de cerneaux de noix.

Les pâtes à la farine de blé tendre

Les pâtes habituelles sont fabriquées à partie de blé dur, une variété particulièrement riche en gluten. La farine de blé tendre, moins riche en gluten, est utilisée pour le pain et les gâteaux. Habituellement, les pâtes fraîches aux œufs sont préparées avec de la farine de blé tendre.

En quelle quantité ?

80 à 100 g, 1 fois par semaine.

Comment les cuisiner ?

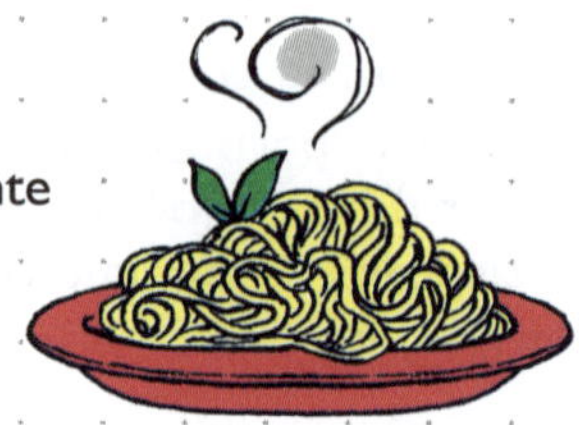

Faites cuire 100 g de tagliatelles aux œufs 3 à 4 min à l'eau bouillante salée, puis égouttez-les. Servez-les avec 2 tomates coupées en deux et cuites dans un peu d'huile d'olive, 1 pointe d'ail, du basilic haché et du parmesan.

Conclusion

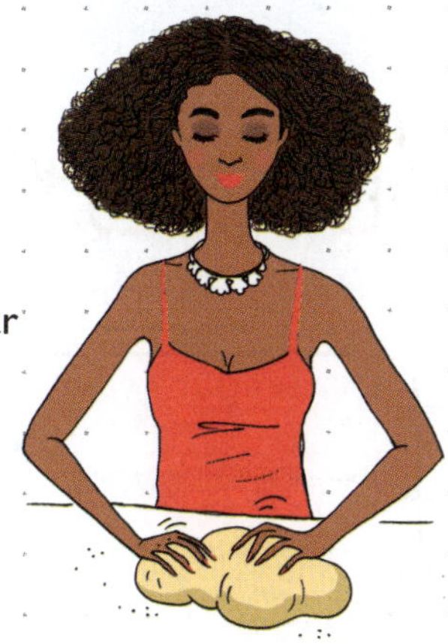

Que vous ayez choisi de manger sans gluten par obligation ou par curiosité, ne perdez pas de vue que la diversité alimentaire et le plaisir doivent être présents au quotidien !

Quelques derniers conseils

Pour continuer, selon vos contraintes et vos choix personnels…

- **N'éliminez aucun groupe d'aliments** (féculents, viande…), car il devient alors quasi impossible d'équilibrer vos apports nutritionnels (en glucides, protéines, minéraux, vitamines…).
- **Faites le choix du frais et du bio** chaque fois que cela est possible, c'est ainsi beaucoup plus simple de traquer le gluten.
- **Soyez curieuse, goûtez de nouveaux produits**, et restez à l'affût des nouveautés sans gluten, c'est un marché qui bouge !
- **Partagez vos trouvailles** : faites découvrir la cuisine sans gluten à votre entourage ! De nombreux plats sans gluten sont délicieux et permettent de varier les menus au quotidien, même si l'on n'est pas au régime !
- **Pas de restriction inutile, pas de régime strict** : si vous n'êtes pas intolérante au gluten, ne vous enfermez pas dans des schémas alimentaires trop restreints… Réduisez globalement vos apports en gluten, tout en sachant faire de petits écarts quand l'envie est là.
- **Et, surtout, faites-vous plaisir** : c'est le moteur principal pour suivre un régime sur le long terme !

Je fais mon bilan perso

J'ai perdu du poids	Oui ☐	Non ☐
Combien de kilos ? …………		
J'ai pris quelques kilos et retrouvé mon poids de forme	Oui ☐	Non ☐
Mon teint s'est éclairci	Oui ☐	Non ☐
Je me sens moins ballonnée	Oui ☐	Non ☐
Mes douleurs se sont améliorées	Oui ☐	Non ☐
Je digère mieux, je me sens plus légère	Oui ☐	Non ☐
Je me sens moins fatiguée	Oui ☐	Non ☐
J'ai retrouvé mon tonus !	Oui ☐	Non ☐

MES NOTES PERSO

Carnet d'adresses

Pour trouver un resto, un salon de thé sans gluten

- **Dénicher un resto ou un magasin de produits sans gluten** lorsque vous voyagez en France et à l'étranger devient ultra simple avec le site Schär : https://www.schaer.com/fr-fr/a/on-the-go
- **Un site et une appli pour manger sans gluten en France.** On y trouve des recommandations d'établissements et des recettes : https://avec-plaisir.fr/
- **Les sites généralistes de réservation de restaurants** ont désormais quasiment tous intégré le sans gluten dans leur moteur de recherche, comme par exemple : http://www.thefork.fr

Pour trouver des infos sur les aliments autorisés et des recettes

- **Le site de Gerblé**, qui développe désormais une gamme sans gluten. Beaucoup d'infos, des recettes très gourmandes, des actus : https://www.gerble-sans-gluten.com/
- **Le site du Dr Schär**, un précurseur dans le domaine du sans gluten, avec des produits vraiment gourmands et des gammes toujours renouvelées. Infos, recettes, et adresses de restos et hôtels gluten free : https://www.schaer.com/fr-fr
- Moins complet, mais intéressant aussi, **le site de la marque Bjorg** : http://www.bjorg.fr
- **Le magazine *NIÉPI***, en ligne et bientôt en version papier, avec recettes et art de vivre autour du sans gluten : https://niepi.fr/

Bibliographie

Mes recettes sans gluten, Véronique Liégeois, éditions Solar, 2015.
Mon alimentation sans gluten, Véronique Liégeois, éditions Solar, 2013.
Cuisine sans gluten en 120 recettes, Véronique Liégeois, éditions First, 2014.
Tout sans gluten, Cléa, éditions La Plage, 2015.
Cuisinez gourmand sans gluten, sans lait, sans œuf, Valérie Cupillard, éditions Prats, 2012.

LES BEAUTIFUL GIRLS,
C'EST TOUTE UNE COMMUNAUTÉ !

Retrouvez plein de bonus, de conseils feel good,
des recettes, des trainings,
et des actus tendance MADE BY MON CAHIER !

Un lieu rien que pour vous :
http://mylifeisbeautiful.fr/

Une communauté de filles stylées :
VOUS DÉCHIREZ
mylifeisbeautiful.fr mylifeisbeautiful.fr

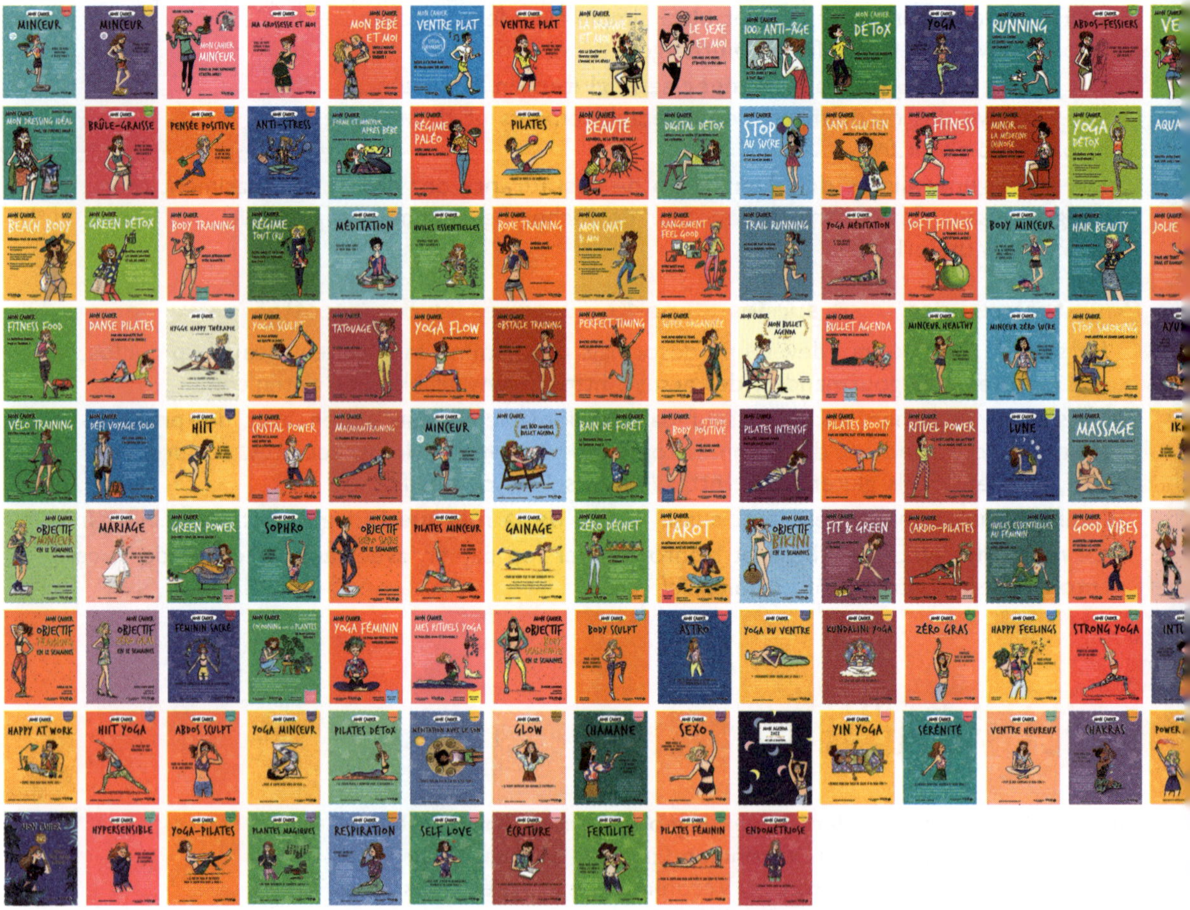

Direction : Jean-Louis Hocq
Direction éditoriale : Marion Guillemet-Bigeard
Directrice de collection : Juliette Collonge
Édition : Gwladys Greusard
Conception et mise en couleurs
de la couverture : Stéphanie Brepson
Conception des rabats : Sophie Delannoy
Mise en pages : Nord Compo
Fabrication : Laurence Duboscq

ISBN : 978-2-263-18104-7 – Code éditeur : L18104
Dépôt légal : septembre 2022
Imprimé en France par Clerc
94, rue de la Brasserie, 18200 Saint-Amand-Montrond

Solar, un département d'Édi 8
92, avenue de France,
75013 Paris

FSC www.fsc.org MIXTE Papier issu de sources responsables FSC® C003309

SolarEditions
solar_editions
mylifeisbeautiful.fr
mylifeisbeautiful.fr